Casusboek palliatieve zorg

Casusboek palliatieve zorg 2

ONDER REDACTIE VAN

M.H.J. VAN DEN BEUKEN-VAN EVERDINGEN

M.L.E. JANSSEN-JONGEN

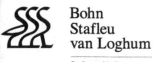

Bohn
Stafleu
van Loghum

Springer Media

Houten 2016

ISBN 978 90 368 1101 9

NUR 871

Ontwerp omslag en binnenwerk: Boekhorst design, Culemborg

Bohn Stafleu van Loghum

Het Spoor 2

Postbus 246

3990 GA Houten

www.bsl.nl

■ INHOUD

VOORWOORD

'Tell me and I forget,
Show me and I remember,
Involve me and I learn'
(Benjamin Franklin)

Wij leren van onze patiënten.

Voor u ligt het *Casusboek palliatieve zorg* editie 2016. Editie 2016 met geheel nieuwe casuïstiek. Dit boek beoogt een aanvulling te zijn op de bestaande standaardwerken over palliatieve zorg. In het eerste deel van dit boek leggen artsen en verpleegkundigen die werkzaam zijn op het gebied van de palliatieve zorg en oncologische pijnbestrijding u een aantal casus voor, zoals deze zich in de praktijk hebben voorgedaan.

Hoewel er in de praktijk meestal meerdere problemen tegelijkertijd spelen, is er ten behoeve van de overzichtelijkheid voor gekozen steeds één probleem in de schijnwerpers te zetten. Iedere (beknopte) casus wordt beëindigd met een multiplechoicevraag.

In het tweede deel van het boek worden de 'goede' antwoorden gegeven en besproken aan de hand van de nationale richtlijnen of, indien deze niet aanwezig zijn, aan de hand van recente literatuur.

Wij hopen dat het meedenken over oplossingen voor onze patiënten u veel leuke, leerzame momenten zal opleveren.

Marieke van den Beuken-van Everdingen
Riet Janssen-Jongen

AUTEURS EN REDACTEUREN

Dr. Marieke H.J. van den Beuken-van Everdingen
Internist/consulent palliatieve zorg, MUMC, Maastricht

Mw. Andrea Dielis-van Houts
Dialyseverpleegkundige, Elkerliek ziekenhuis, Dialysecentrum, Deurne

Dr. Marjan van Dijk
Internist/hemato-oncoloog/consulent palliatieve zorg, Zorgsaam ziekenhuis, Terneuzen

Dr. Anne-Marie C. Dingemans
Longarts, MUMC, Maastricht

Dr. Maurice J.M.M. Giezeman
Anesthesioloog/pijnbestrijder, Isala, Zwolle

Dr. Alexander de Graeff
Internist/oncoloog, UMCU, Utrecht

Drs. Johan Haumann
Anesthesioloog – Pijnspecialist, MUMC, Maastricht

Mw. Bregje van den Heuvel
Dialyseverpleegkundige, Elkerliek ziekenhuis, Dialysecentrum, Deurne

Drs. Riet Janssen-Jongen
Specialist Ouderengeneeskunde/consulent palliatieve zorg, Zuyderland MC, Heerlen

Drs. Mark Martens
Specialist ouderengeneeskunde/consulent palliatieve zorg, MUMC+ / Envida, Maastricht

Dhr. Paul Oyen
Verpleegkundige, MUMC, Maastricht

Drs. Janna Schoenmakers
AIOS longziekten, MUMC, Maastricht

Drs. Christopher R. Susanto
Internist-nefroloog, Elkerliek ziekenhuis, Dialysecentrum, Deurne

Dr. Stans C.A.H. Verhagen
Internist/oncoloog, UMC st. Radboud, Nijmegen

Dr. Annette van der Velden
internist-oncoloog, Martini ziekenhuis, Groningen

Dr. Art Vreugdenhil
Internist/oncoloog, Maxima Medisch Centrum, Veldhoven

DEEL 1 - CASUÏSTIEK

CASUS 1

Klinische gegevens

Een 74-jarige vrouw is bekend met een uitgebreid pulmonaal, hepatogeen en ossaal gemetastaseerd rectumcarcinoom. De afgelopen jaren heeft zij verschillende metastasectomieën ondergaan in long en lever. Zij heeft meerdere lijnen chemotherapie gehad en wordt nu in studieverband behandeld met een PARP-inhibitor.

Twee maanden geleden is zij gestart met een fentanylpleister (12 µg/uur) in verband met pijn in het rechter bovenbeen ter hoogte van een bekende botmetastase. Dit had aanvankelijk goed effect op de pijn. Toen de pijn weer toenam is zij bestraald op deze metastase (1x 8Gy), echter zonder effect op de pijn. Vier weken na de laatste bestraling is de fentanylpleister verhoogd naar 25 µg/uur, met opnieuw goed resultaat. Wanneer zij de deur uitging gebruikte zij morfinedrank 10 mg als doorbraakmedicatie.

Nu klaagt zij opnieuw over toenemende pijn in haar rechter bovenbeen ter plaatse van de bekende botmetastase. De pijn is continu aanwezig, zeurend van karakter, NRS 5 à 6. De pijn neemt toe bij belasten. De morfinedrank gebruikt zij nu 4 à 5x/dag. Patiënte wordt 's nachts niet wakker van de pijn. Een nieuwe röntgenfoto laat een stabiel beeld zien, zonder dreigende fractuur.

Huidige medicatie:
paracetamol 3 dd 1000 mg
naproxen 3 dd 500 mg
gabapentine 3 dd 300 mg
fentanylpleister 25 µg/uur
morfinedrank 10 mg tot 6x/dag

Wat is uw beleid?

A. Roteren naar morfine retard 2 dd 30 mg
B. Fentanylpleister ophogen naar 37 µg/uur
C. Fentanylpleister iedere tweede dag vervangen
D. Morfinedrank vervangen door fentanyl 50 µg intranasaal zo nodig tot 4x/24 uur

Klinische gegevens

Een 38-jarige vrouw is enkele jaren geleden behandeld met chemoradiatie wegens een cervixcarcinoom. Helaas is er recent vastgesteld dat er sprake is van een lokaal recidief en uitgebreide lymfekliermetastasen. Hiervoor is zij bestraald en gaat zij binnenkort starten met vaccinatietherapie in studieverband. Naast deze behandeling is zij begonnen met het Moermandieet. Het vaginale bloedverlies is gestopt na de bestraling die zij heeft gehad. De pijnklachten in de onderbuik zijn onder controle met morfine langwerkend 2 dd 20 mg en zij gebruikt ook dagelijks macrogol/elektrolyten. Zij slaapt slecht en zij heeft last van vermoeidheid en diarree. De ontlasting komt op onvoorspelbare tijden, wel zesmaal daags en is dun. Het feit dat ze incontinent is, maakt haar erg onzeker en hierdoor komt ze niet veel meer het huis uit.

Wat is uw beleid?

A.   Klysma en ophogen orale laxantia
B.   Stop macrogol/elektrolyten en start loperamide
C.   Voedingsadviezen met beperking prikkelende stoffen
D.   Stop macrogol/elektrolyten en start octreotide

CASUS 3

Klinische gegevens

Een 67-jarige vrouw heeft een ossaal gemetastaseerd mammacarcinoom met onder andere metastasen in de 4e en 5e rib rechts. De pijn is meestal goed onder controle (NRS 3), maar op sommige momenten ervaart zij vrij snel opkomende heftige pijn in de rechter thoraxhelft, tot iets onder de borst. Deze houdt ongeveer een half uur aan. De NRS bedraagt dan 7-8. Ze heeft gemerkt dat de pijn wordt uitgelokt door sommige bewegingen, maar kan deze niet altijd vermijden. Zij is hiervoor al bestraald, zonder duidelijk effect.

Haar huidige (pijn)medicatie bestaat uit paracetamol 3 dd 1000 mg, 3 dd 50 mg diclofenac, 2 dd 20 mg oxycodon langwerkend en zo nodig oxycodon kortwerkend 5 mg tot 6x per 24 uur. Dit laatste helpt maar matig.

Wat is uw beleid?

A. Verhogen van de oxycodon kortwerkend naar 10 mg zo nodig
B. Vervangen van de oxycodon kortwerkend door fentanyl neusspray 50 µg/dosis
C. Vervangen van de oxycodon kortwerkend door fentanyl neusspray 100 µg/dosis
D. Toevoegen pregabaline 2 dd 75 mg

CASUS 4

Klinische gegevens

Een 76-jarige patiënte werd opgenomen in verband met dyspneu. Hierbij had de patiënte een perifere zuurstofsaturatie van 94%. Op de thoraxfoto werd sluiering van de linker hemithorax gezien. Er bleek sprake van een pleuritis carcinomatosa op basis van een adenocarcinoom van onbekende primaire origine. Patiënte en familie besloten geen verdere diagnostiek te willen hiernaar en er is gestart met een best supportive care-beleid (BSC) in verband met een reeds slechte WHO performance score bij bekende co-morbiditeiten.

Na eenmalig een therapeutische ontlastende pleurapunctie te hebben verricht ter comfort kwam het pleuravocht toch al snel terug en kreeg patiënte wederom last van dyspneuklachten.

Wat zou u nu doen?

A. Gezien BSC-beleid zuurstof voorschrijven
B. Gezien BSC-beleid starten met morfine
C. Opnieuw therapeutische pleurapunctie
D. Drainage met pleurodese

CASUS 5

Klinische gegevens

Een 80-jarige man is bekend met een recidief van een plaveiselcelcarcinoom van de linker wang, de laatste OK was niet radicaal.

Sinds de laatste OK klaagt patiënt over een continue zeurende en stekende pijn van de linker wang, uitstralend naar het linker oor. De pijn neemt toe bij spreken tot een NRS 9. Paracetamol verlicht de pijn wat, maar te weinig en te kort. Tot 2 weken geleden heeft hij tramadol zo nodig 50 mg gebruikt. Hiervan bemerkte hij wel effect op de pijn maar hij werd hier ook misselijk van en kreeg obstipatie. Zijn kleindochter heeft hem ibuprofen gegeven, maar hiervan werd hij suf en misselijk. Via de huisarts gebruikt hij nu sinds een week fentanyl 12 µg/uur. Hiervan wordt hij niet suf, er is geen obstipatie, maar ook geen enkel effect op de pijn.

Patiënt wordt ernstig beperkt door deze pijn, zijn grootste hobby is contact hebben met de medebewoners van het verzorgingshuis, en dat lukt nu niet meer.

Bij onderzoek worden meerdere littekens gevonden op de linker wang en een afhangende mondhoek links. Er is sprake van hypopathie van de linker wang en allodynie links pre-auriculair en van de linker oorschelp.

Welke aanpassing zou u maken?

A. Herstarten tramadol 3 dd 100 mg op vaste tijden, in aanvang samen met metoclopramide
B. Ophogen fentanylpleister naar 25 µg/uur en als doorbraakmedicatie fentanyl 100 µg sublinguaal zo nodig tot 4x/24 uur
C. Toevoegen gabapentine, opbouwschema naar 3 dd 100 mg
D. Toevoegen methylfenidaat 2 dd 10 mg

■ CASUS 6

Klinische gegevens

Een 54-jarige vrouw is bekend met een uitgebreid gemetastaseerd melanoom. In 2004 werd zij voor het eerst (radicaal) geopereerd aan een melanoom van de rechter bovenarm. In 2006 was er sprake van een recidief in de rechter oksel en vele operaties volgden, aanvankelijk multipele excisies van lymfekliertjes, later ook van metastasen onder de m. pectoralis, thoraxwand, rechter bil en ten slotte ook een splenectomie, bijnierextirpatie rechts, excisie bovenpool rechter nier en excisie van een levercyste.

Zij is nu stervende. Patiënte ligt opgenomen in het ziekenhuis. De reden voor opname was een onrustig delier. Patiënte is gelaxeerd, de dosis fentanyl is verlaagd, en nu ligt zij rustig, somnolent in bed, wel reutelt zij fors. De prognose van patiënte wordt geschat op enkele uren.
Hoewel patiënte er heel vredig bij ligt is de familie in rep en roer: 'Ze is benauwd, zij verdrinkt in haar eigen speeksel'.
Het in linker zijligging leggen van patiënte vermindert het reutelen nauwelijks. Aan de familie wordt uitgelegd dat het geluid wat zij horen geen verdrinken is, maar dat dit veroorzaakt wordt door slijm in de grote luchtwegen, waar patiënte zelf niets van merkt.

Ondanks deze uitleg blijft de familie zeer ongerust en bijna boos: 'Dit kan toch niet!'.

Welke aanpassing zou u maken?

A.   Opnieuw uitleg geven aan de familie.
B.   Verpleging vragen het slijm ieder half uur uit te zuigen
C.   4 liter zuurstof geven via een kapje
D.   Scopolaminebutyl 20 mg subcutaan

CASUS 7

Klinische gegevens

Een 77-jarige vrouw heeft na de succesvolle behandeling van een mammacarcinoom door operatie en bestraling pijn overgehouden in de linker borstwand, de behandelde zijde. Na evaluatie blijkt de pijn neuropathisch van aard te zijn.

In het dagelijks leven is zij niet beperkt. Zij is weduwe, haar kinderen wonen verspreid in de regio. Zij onderhoudt vele sociale contacten dankzij het feit dat ze beschikt over een autootje.

U overweegt te starten met pregabaline en daarna eventueel een sterk werkend opioïd voor te schrijven. Patiënte vraagt of ze dan nog kan autorijden.

Wat is waar over autorijden met anti-neuropathische medicatie en opioïden?

A.   Dit is niet toegestaan

B.   Dit is alleen toegestaan bij het gebruik van pregabaline, niet bij het gebruik van opioïden

C.   Dit is toegestaan, na twee weken stabiel gebruik van opioïden

D.   Dit is toegestaan zonder aanvullende voorwaarden

■ CASUS 8

Klinische gegevens
Een 61-jarige man wordt opgenomen in het hospice. Hij heeft een stadium IV niet-kleincellig longcarcinoom met, onder andere, hersenmetastasen. Patiënt heeft geen pijnklachten en ook geen last van benauwdheid. Vanwege vervelende hoestbuien gebruikt hij promethazine. Er wordt een symptomatisch, op comfort gericht beleid afgesproken. Patiënt wil niet meer naar het ziekenhuis. Zijn levensverwachting is beperkt, gezien de progressieve klinische achteruitgang.

Een week geleden werd patiënt opeens in de nacht benauwd en happend naar lucht wakker, hij trilde over zijn hele lichaam en dacht dat hij doodging. Hij kreeg 1 liter zuurstof/minuut bij een saturatie van 89% en 3 mg morfine subcutaan, naast geruststelling en ademhalingsoefeningen. Dit hielp goed; hij sliep een paar uur en daarna had hij geen klachten meer.

Nu, enkele dagen later, gebeurt hetzelfde, maar deze keer helpen de zuurstof, de morfine en de ademhalingsoefeningen niet. Hij is niet gerust te stellen en denkt dat hij nu zeker dood gaat.

Wat is uw beleid?
A.   Morfinedosis verhogen naar 5 mg subcutaan per keer, maximaal 6 maal daags
B.   Ademhalingsoefeningen en geruststelling, zuurstof naar 2 liter per minuut
C.   Oxazepam 10 mg toevoegen, maximaal 3 maal daags zo nodig
D.   Citalopram starten naast oxazepam zo nodig

Klinische gegevens

Een 58-jarige vrouw is bekend met een gemetastaseerd bronchuscarcinoom, met onder andere botmetastasen in de wervel L3 en diverse ribben. Zij verkeert verder nog in redelijk goede conditie. Zij heeft met name pijn onder in de rug, in mindere mate in de thorax, met een NRS van 6. Op dit moment gebruikt zij alleen nog paracetamol 3 dd 1000 mg.

Wat is het *minst* zinvol in het verdere beleid?

A. Toevoegen van langwerkende opioïden
B. Toevoegen van een NSAID
C. Toevoegen van een corticosteroïd
D. Radiotherapie

■ CASUS 10

Klinische gegevens

Een 45-jarige man is vanwege een rectumcarcinoom behandeld met oxaliplatin en capecitabine, gevolgd door een operatie. Op dit moment klaagt hij over een pijnlijk doof gevoel in beide voeten, optrekkend tot halverwege het onderbeen. Dit is ontstaan na de laatste chemokuur. De klachten zijn de gehele dag aanwezig en niet afhankelijk van activiteiten. De NRS bedraagt 5-6. Hij gebruikt nu geen medicatie.

Bij onderzoek vindt u een verminderde sensibiliteit in beide voeten en onderbenen en een versterkt pijngevoel, alsmede aanraakpijn.

Waarmee start u de medicamenteuze behandeling?

A.   Oxycodon langwerkend 2 dd 15 mg
B.   Duloxetine 2 dd 30 mg
C.   Tramadol 3 dd 100 mg
D.   Cannabisinhalatie

CASUS 11

Klinische gegevens

Een 64-jarige man met een diffuus ossaal gemetastaseerd carcinoom van onbekende origine wordt voor de pijn behandeld met oxycodon langwerkend 2 dd 40 mg, paracetamol 3 dd 1000 mg met als doorbraakmedicatie 5 mg kortwerkende oxycodon maximaal 6x/dag. Hij heeft macrogol/elektroyten gekregen vanwege obstipatie. Hij is minder actief dan voorheen, ligt vaker op de bank. De eetlust is slecht en hij dwingt zichzelf om een beetje te eten.

Ondanks 2 zakjes macrogol/elektrolyten is er sprake van moeizame defecatie. De ontlasting komt erg onregelmatig, maar is wel zacht.

Wat is uw beleid?

A.   Lactulosestroop toevoegen
B.   Opioïdrotatie
C.   Sennosiden A+B 1 dd 10-20 ml toevoegen
D.   Methylnaltrexon subcutaan toedienen

Klinische gegevens

Een 73-jarige vrouw is sinds 6 jaar bekend met een ossaal gemetastaseerd mammacarcinoom. Zij werd gedurende 5 jaar behandeld met tamoxifen. Afgelopen jaar was er een stabiele situatie, zij geniet nog van tuin en kleinkinderen en houdt, weliswaar met moeite, haar gewicht stabiel op 56 kg. Nu echter klaagt zij over toenemende pijn in haar linker bekken ter hoogte van een bekende botmetastase, welke de afgelopen 1,5 jaar 2 x bestraald is (2 x 8Gy). Beide keren heeft de bestraling enkele maanden voldoende pijnstilling gegeven. De radiotherapeut ziet geen heil in een derde keer bestralen.

De pijn is zeurend met een NRS 5 in rust en NRS 7 bij bewegen. Een röntgenfoto laat een lichte toename van de omvang van de metastase zien, zonder cortexaantasting. Patiënte gebruikt voor deze pijn paracetamol 4 dd 1000 mg, met enig, maar te weinig, pijnstillend resultaat. NSAID's zijn gecontra-indiceerd in verband met een serumcreatinine van 120 µmol/l.

Welke aanpassing zou u maken?

A. Toevoegen morfine langwerkend 2 dd 10 mg
B. Toevoegen transdermaal fentanyl 12 µg/uur
C. Toevoegen oxycodon langwerkend 2 dd 5 mg
D. Alle antwoorden zijn goed

Klinische gegevens

U bent huisarts en legt een spoedvisite af in verband met braken bij een 78-jarige vrouw. Zes weken geleden is er bij haar een inoperabel pancreascarcinoom vastgesteld. Er waren geen metastasen op afstand. In goed overleg is besloten om af te zien van behandeling. Haar pijnklachten (het presenterende symptoom) zijn goed onder controle met morfine langwerkend 2 dd 20 mg. Naar omstandigheden is ze in een redelijke conditie.

Ze vertelt dat ze sinds een paar dagen progressief braakt. Als ze iets eet of drinkt, komt het er onmiddellijk weer uit. Ze heeft gisteren voor het laatst ontlasting gehad. Daarvoor waren er geen problemen met de stoelgang. Waar u bij bent, braakt ze een keer heftig. De linker bovenbuik is opgezet. Percutoir zijn er geen aanwijzingen voor ascites. Er is geen drukpijn en u voelt geen abnormale weerstanden. De peristaltiek is normaal.

Patiënte dringt er op aan dat er iets gedaan moet worden aan het braken. Als het nodig is, wil ze daarvoor wel naar het ziekenhuis.

Wat doet u?

A. Medicamenteuze behandeling met metoclopramide
B. Medicamenteuze behandeling met dexamethason
C. U brengt een maaghevel in
D. U stuurt haar in voor verder onderzoek

Klinische gegevens

Een 58-jarige vrouw is bij u (haar huisarts) bekend met een gemetastaseerd coloncarcinoom met levermetastasen en peritonitis carcinomatosa. Er is een hemicolectomie links verricht en aansluitend is zij behandeld met palliatieve chemotherapie. Twee maanden geleden werd de chemotherapie gestaakt omdat er op de CT-scan sprake was van progressie van de levermetastasen De verdere behandeling en begeleiding zijn door de specialist aan u overgedragen.

Haar pijnklachten in de leverstreek zijn goed onder controle. In verband met misselijkheid bent u gestart met metoclopramide en in tweede instantie, vanwege onvoldoende effect van de metoclopramide, met dexamethason. Daarnaast heeft u 2 x een opioïdrotatie toegepast: van morfine naar fentanyl en vervolgens naar oxycodon. Desondanks is haar misselijkheid onvoldoende onder controle. Ze geeft af en toe ook over, maar het braken staat niet op de voorgrond

Ze meldt zich op uw spreekuur met de vraag of er iets meer aan de misselijkheid gedaan kan worden. De ontlasting is wat hard, maar komt regelmatig. De pijnklachten zijn nog steeds goed onder controle. Bij het lichamelijk onderzoek is er een normale peristaltiek. Er zijn klinisch geen aanwijzingen voor ascites. De lever is twee vingers onder de ribbenboog palpabel.

Wat is uw volgende stap bij de symptomatische medicamenteuze behandeling van de misselijkheid?

A.   Haloperidol
B.   Ondansetron
C.   Levomepromazine
D.   Cyclizine

CASUS 15

Klinische gegevens

Een 48-jarige vrouw is geopereerd in verband met een mammacarcinoom met metastasen in de oksel. Er wordt besloten tot adjuvante chemotherapie met FEC-kuren (5-fluorouracil, epirubicine, cyclofosfamide).

Welke middelen worden standaard gegeven ter preventie van misselijkheid en braken bij anthracycline (bijvoorbeeld epirubicine of doxorubicine) bevattende chemotherapie?

A. Alleen metoclopramide
B. Serotonine-antagonisten (bijvoorbeeld ondansetron of granisetron)
C. Serotonine-antagonisten in combinatie met dexamethason
D. Serotonine-antagonisten in combinatie met dexamethason en aprepitant

■ CASUS 16

Klinische gegevens

Een 88-jarige vrouw woont sinds het overlijden van haar man na een kinderloos huwelijk in een aanleunwoning, welke zij de laatste 3 jaar eigenlijk niet meer heeft verlaten wegens de beperkingen van forse wervelinzakkingen. Behoudens voor pijnklachten ten gevolge van deze wervelinzakkingen, waarvoor zij enkel pijnstilling wil – zij heeft u op het hart gedrukt haar niet naar het ziekenhuis te sturen – doet zij eigenlijk geen beroep op u voor medische zorg. In de loop van de tijd bent u op een fentanyl transdermale pleister van 25 µg/uur beland, waarop het lange tijd goed gaat. De laatste tijd heeft u echter geregeld een bezoek aan haar moeten brengen, omdat ze klaagde over 'uitstraling van de rugpijn naar de buik', regelmatige misselijkheid en een ontlastingspatroon dat varieert van waterdunne diarree tot een week geen ontlasting. U stelt forse obstipatie vast, waarschijnlijk door haar opioïdgebruik. Met tijdelijk flink wat orale laxantia en metoclopramide tegen de misselijkheid verdwijnen de klachten om zich na ongeveer een maand weer te herhalen. Er hebben zich nu een drietal van deze episodes voorgedaan en ondanks dat mevrouw de laatste keer grapte: 'Tot over een maand dan maar weer, dokter', heeft u er geen goed gevoel bij. De thuiszorg meende dat ze laatst wat icterisch was en de laatste keer twijfelde u of u geen spoortje ascites meende vast te stellen, evenals een vage massa in de buik. Die buik lijkt ook keer op keer meer op te zetten. 'Ach dokter, ik zak al jaren in elkaar: ik word steeds kleiner, maar daarvoor in de plaats ook dikker.'

Het gaat een aantal weken weer goed tot u een telefoontje van een duidelijk bezorgde thuiszorgmedewerkster krijgt: mevrouw vindt het niet nodig dat ze belt – 'Het zal wel een buikgriepje zijn' – maar ze is al twee dagen aan het braken, heeft steeds buikpijnaanvallen en ziet asgrauw in het gelaat. Bij aankomst hoort u al bijna zonder stethoscoop de gootsteengeruisen in de buik. 'Ik kan niks meer van eten of drinken verdragen, dokter. Zelfs dat pilletje tegen de misselijkheid niet: het hielp me altijd zo goed, maar nu lijkt het zelfs wel of ik er meer buikpijn van krijg, gek he? Maar we hoeven elkaar niet voor de gek te houden: het is kanker he? Dat voel ik al maanden. Laat me maar naar mijn man gaan, dokter. Maar kunt u alstublieft iets aan die misselijkheid en die buikpijn doen?'.

Wat is uw waarschijnlijkheidsdiagnose en wat is uw beleid?

A. Mechanische ileus, symptomatisch domperidon in plaats van metoclopramidetabletten tegen de misselijkheid en het braken, en scopolaminepleister tegen de krampende buikpijnen

B. Mechanische ileus, symptomatisch metoclopramide sc en scopolaminebutyl supps tegen respectievelijk de misselijkheid en het braken, en de krampende buikpijnen

C. Mechanische ileus, symptomatisch hevelsonde en haloperidol tegen de misselijkheid en het braken en scopolaminebutyl sc tegen de krampende buikpijnen

D. Mechanische ileus, symptomatisch ondansetron tegen de misselijkheid en octreotide tegen zowel de misselijkheid en het braken als de buikpijn

CASUS 17

Klinische gegevens

Een 75-jarige man heeft wervelmetastasen van een prostaatcarcinoom. Intussen is hij bedlegerig geworden. Als medicatie krijgt hij paracetamol 4 dd 1000 mg en oxycodon langwerkend 2 dd 20 mg, waarmee zijn pijn meestal draaglijk is met een NRS van 4. Alleen bij de verzorging neemt de pijn toe tot een NRS van 8; patiënt ervaart dit als zeer pijnlijk.

Welke aanpassing zou u doen?

A. Adjuvante pijnmedicatie toevoegen
B. De oxycodon langwerkend verhogen totdat patiënt altijd draaglijke pijn heeft
C. Toevoegen van kortwerkend oxycodon 5 mg een half uur voor de verzorging
D. Opioïdrotatie

■ CASUS 18

Klinische gegevens

Een 73-jarige vrouw is bekend met een ossaal en hepatogeen gemetastaseerd mammacarcinoom en hartfalen. Ze is uitbehandeld en verblijft thuis met haar echtgenoot.

Vanwege pijnlijke botmetastasen is ze vorige week eenmalig bestraald op haar lumbale wervelkolom. Helaas heeft dit nog weinig geholpen. Er is sprake van lage rugpijn met uitstraling naar het linker been tot aan de knie. Ze mobiliseert daardoor moeizaam. De huisarts heeft de dosis fentanylpleister van 50 µg/uur naar 75 µg/uur verhoogd en daarnaast 25 mg amitriptyline voor de nacht voorgeschreven. Verder gebruikt ze furosemide 1dd 40 mg en lanoxin 1 dd 0,125 mg. Patiënte heeft het gevoel dat ze nu ook nog gek begint te worden; de laatste nachten is ze 'de weg kwijt' en soms weet ze droom en werkelijkheid niet meer uit elkaar te houden. Ze vindt het beangstigend, maar wil niet meer naar het ziekenhuis om onderzoek te laten doen.

Wat is uw beleid?

A.   Amitriptyline staken en dosis fentanyl verlagen naar 50 µg/uur
B.   Lorazepam 1 mg voor de nacht toevoegen
C.   Amitriptyline staken
D.   Haloperidol 2 dd 1 mg toevoegen en dan bekijken of de medicatie verder aangepast kan worden

CASUS 19

Klinische gegevens

Een 76-jarige man is bekend met chronische, inmiddels terminale nierinsufficiëntie waarvoor in samenspraak met patiënt is besloten om af te zien van nierfunctievervangende therapie. Zijn algehele conditie is heel matig gezien de COPD Gold 3 en diabetes mellitus met de daarbij gepaard gaande vaatproblematiek met onder andere een CVA. Voor de verdere begeleiding is hij dan ook overgedragen aan zijn huisarts. Behoudens vermoeidheid ervaart hij ook veel hinder van jeuk met name op de rug, het gelaat en de armen. Dit houdt hem 's nachts wakker en vermindert duidelijk zijn kwaliteit van leven. Van zijn huisarts heeft hij al diverse indifferente emollientia gekregen, maar deze gaven onvoldoende verlichting van de jeukklachten.

Wat is uw beleid?

A.   U start gabapentine driemaal per week 100 mg
B.   U legt uit dat er geen goede behandelmogelijkheden zijn
C.   U geeft het advies om talkpoeder te proberen
D.   U start naltrexon

CASUS 20

Klinische gegevens

Een 80-jarige man is bekend met COPD Gold IV en wordt regelmatig behandeld voor exacerbaties van zijn COPD. De laatste maanden gaat hij duidelijk achteruit. De exacerbaties komen steeds frequenter voor en ook heeft hij nu continu zuurstof thuis. Bij de laatste poliklinische controle bij de longarts bleek er sprake van een waarschijnlijk gemetastaseerde longmaligniteit. Er wordt afgezien van verdere diagnostiek en eventuele behandeling gezien zijn matige conditie en met name ook de achteruitgang van zijn algehele conditie de laatste weken. Hij komt niet meer uit huis en ligt heel regelmatig op bed. Hij heeft steeds minder zin in eten en is de afgelopen maanden fors afgevallen. Hij weegt nu nog maar 60 kg. Zijn vrouw maakt zich ernstige zorgen vanwege zijn gewichtsverlies en het feit dat hij onvoldoende voeding tot zich neemt.

Wat zou u doen?

A. U start met bijvoeding
B. U start met visolie
C. U start met megestrolacetaat
D. U geeft uitleg dat aanvullende voeding geen verbetering van kwaliteit van leven zal geven en het ziektebeloop niet zal beïnvloeden.

Klinische gegevens

Een 43-jarige vrouw is bekend met een recidief cervixcarcinoom in het kleine bekken. Een jaar geleden heeft zij een hysterectomie en bestraling ondergaan met curatieve intentie. Zes weken geleden is op basis van buikpijn, lage rugpijn en vaginaal bloedverlies het locoregionaal recidief vastgesteld. Zij is enkele jaren geleden gescheiden en heeft de zorg voor twee kinderen (13 en 9 jaar). Het contact met de vader is verbroken na een vechtscheiding, inmiddels heeft zij een latrelatie met een partner in een andere stad. Haar kinderen zijn nog niet op de hoogte van het recidief, wat de nieuwe partner weet is onduidelijk. In het verleden heeft u zich zorgen gemaakt over de sociale omstandigheden, maar zij is vorig jaar goed door alle behandelingen heen gerold. De oncoloog heeft nu palliatief chemotherapie voorgesteld en volgende week gaat zij daarmee starten volgens de brief die u heeft ontvangen. De pijnstilling en laxantia waar u haar op ingesteld had zijn door de oncoloog aangepast. Nu krijgt u een melding van de huisartsenpost dat zij de afgelopen nacht van woensdag op donderdag gezien is wegens diarree met toename van pijnklachten en dat de oxycodon langwerkend 2 dd 60 mg verhoogd is naar 2 dd 90 mg met toevoeging van oxycodon kortwerkend 20 mg zo nodig tot 8 x daags nadat zij goed reageerde op 10 mg morfine sc en de laxantia tijdelijk gestopt zijn tot de ontlasting is genormaliseerd.

Wat is uw beleid?

A. U overweegt dat de huidige interventie voor nu adequaat is, patiënte hierna geen contact meer gezocht heeft en dat zij onder behandeling staat van de oncoloog die haar binnenkort weer ziet en besluit om even af te wachten wat er gebeurt.

B. U gaat langs, bespreekt de vele problemen waarvoor zij staat en die zij nog kan verwachten met de geplande chemotherapie. U stelt voor (na overleg met de specialist) haar in te sturen voor goede diagnostiek van de diarree, de toename van de pijn en om een goed behandelplan op te stellen die naast de chemotherapie ook de thuissituatie omvat.

C. U bespreekt het probleem van de onzekere opname van de orale pijnstilling en stelt voor om te roteren naar morfine sc continu 5 mg/uur met een bolus van 10 mg zo nodig iedere 3 uur. Dit had tenslotte goed gewerkt vannacht en de thuiszorg wordt dan meteen ingeschakeld.

D. U bespreekt het probleem van de onzekere opname van de opioïden oraal en roteert naar fentanyl 100 µg/uur transdermaal en fentanyl 100 µg sublinguaal voor doorbraakpijn en legt uit dat de pleister tot 12 uur nodig heeft om voldoende spiegel op te bouwen. Ook bespreekt u uw zorgen, dat zij in deze omstandigheden niet meer in staat is om voldoende voor zichzelf (en de kinderen) te zorgen. Daarnaast bespreekt u dat u behoefte hebt om met de oncoloog te overleggen over de huidige problemen.

Klinische gegevens

Het betreft een 58-jarige vrouw bij wie 6 jaar geleden borstkanker werd gediagnostiseerd. Twee jaar na initiële behandeling werden er metastasen ontdekt in bot en longen, en inmiddels, na diverse lijnen hormonale therapie en chemotherapie zijn er geen behandelopties meer. Zij is thuis en haar wens is daar te overlijden. Zij is inmiddels volledig bedlegerig en kan sinds een paar dagen alleen nog maar kleine slokjes drinken. De huisarts wordt geroepen, omdat de pijn in de rug (waar botmetastasen aanwezig zijn) die eerder met opioïden goed onder controle was, opeens veel erger is geworden. Adequaat ophogen van de pijnmedicatie geeft in eerste instantie wel wat soelaas, maar na een dag blijkt dit onvoldoende. Zij gaat snel achteruit, is niet goed meer aanspreekbaar (zonder tekenen van opioïdintoxicatie), maar schreeuwt af en toe van de pijn en ligt bijna continu te kreunen. Rotatie en starten van een subcutane morfinepomp leiden in de volgende 48 uur niet tot het gewenste resultaat. De huisarts stelt dat er sprake is van een levensverwachting van minder dan 2 weken, en een refractair symptoom en stelt palliatieve sedatie voor.

Een gesprek met patiënte en haar partner, die haar tweede echtgenoot is, over het levenseinde is nooit goed mogelijk geweest in verband met ontkennend en ontwijkend gedrag. Het enige dat zij heeft gezegd is dat zij bang is voor pijn en daardoor ondraaglijk lijden. Het voorstel om te starten met palliatieve sedatie wordt door de echtgenoot verworpen, hij is er van overtuigd dat dit een verkapte vorm van euthanasie is (ondanks uitleg hierover) en dat zou patiënte nooit gewild hebben. Haar kinderen uit haar eerste huwelijk daarentegen begrijpen de situatie goed, wensen voor hun moeder snelle en adequate palliatie in de stervenfase, en stemmen in met palliatieve sedatie.

Wat zou u doen?

A. U laat patiënte opnemen in het ziekenhuis, om te kijken of er daar nog andere opties ter pijnbestrijding zijn

B. U start palliatieve sedatie omdat, ongeacht de mening van de echtgenoot, dit in het kader van goed behandelaarschap, het beste het belang van de patiënt dient

C. Patiënte is momenteel wilsonbekwaam, de echtgenoot de wettige vertegenwoordiger, dus u probeert te palliëren door verder ophoging van de morfinepomp

D. Patiënte is momenteel wilsonbekwaam, de kinderen de wettige vertegenwoordigers, dus u start de palliatieve sedatie

Klinische gegevens

Een 66-jarige, altijd actieve, vrouw heeft te horen gekregen dat de 'maagpijnklachten' die zij had, bleken te berusten op hepatomegalie op basis van multipele metastasen bij een onbekende primaire tumor. De lever was dermate aangetast dat men aan een erg slechte prognose quod vitam dacht en geen verder onderzoek meer verrichtte.

Na inzet van adequate pijnstilling door middel van fentanyl transdermaal en fentanyl smelttablet werd een rustige fase bereikt waarin patiënte wel toenemend bedlegerig is geworden. Eten en drinken gaan goed. Desondanks vermagert zij, hoewel de buikomvang door de forse toename van de lever toeneemt. Er is altijd iemand bij haar op bezoek als de huisarts komt; er wordt heftig afscheid genomen. Er is immers gezegd dat er eerder aan weken dan aan maanden wordt gedacht. Zij woont alleen, maar nu is er altijd iemand bij haar.

Naarmate de weken zich aan elkaar vlechten, klaagt patiënte steeds meer over vermoeidheid, maar ook dat zij het niet prettig vindt dat er altijd iemand is.

Wat doet u?

A. U laat laboratoriumonderzoek doen naar anemie en leverfuncties
B. U bespreekt met haar alle aspecten van de vermoeidheid
C. U schrijft methylfenidaat 2 dd 5 mg voor
D. U schrijft prednison 1 dd 30 mg voor

Klinische gegevens

Een 78-jarige vrouw is bekend met een uitbehandeld cT3N2M1a adenocarcinoom van de long. Op haar eerste chemokuur, nu bijna 2 jaar geleden, vertoonde zij een partiële respons, echter ten koste van zeer veel bijwerkingen. Toen er een halfjaar geleden progressie werd gezien, met onder andere oesafaguscompressie, wilde zij nog wel een sonde voor voeding, maar geen chemotherapie meer. Nu is patiënte opgenomen met zeer heftige, uitstralende, niet te beïnvloeden pijn aan de rechter arm tot NRS 'zeker 10'. Thuis is via de huisarts de fentanylpleister de afgelopen weken opgehoogd van 25 naar 100 μg/uur, echter zonder merkbaar effect op de pijn. Ook heeft de huisarts pregabaline en gabapentine voor de pijn voorgeschreven, maar van beiden kreeg zij enkeloedeem en ook het effect op de pijn was dubieus. Beiden werden gestaakt.

Overige medicatie: enalapril 2 dd 5 mg, simvastatine 1 dd 20 mg, carbasalaatcalcium 1 dd 38 mg, paracetamol 3 dd 1000 mg, naproxen 2 dd 500 mg, snelwerkend fentanyl intranasaal zo nodig 200 μg, en lactulose.

Bij nader onderzoek wordt uitgesproken progressie van de tumor in de rechter bovenkwab met ingroei in de plexus brachialis gevonden. Gisteren is gestart met 8 mg dexamethason met mogelijk enig effect op de pijn en vanaf overmorgen zal patiënte 5 x bestraald gaan worden.

Hoe past u de pijnmedicatie aan?

A.   Toevoegen nortriptyline 1 dd 10 mg voor de nacht
B.   Niets: dexamethason en de bestraling moet je even de tijd geven
C.   Toevoegen diclofenac 2 dd 50 mg
D.   Fentanyl roteren naar oxycodon langwerkend 2 dd 60 mg

CASUS 25

Klinische gegevens

Een 58-jarige man met een maagcarcinoom bij wie 2 maanden geleden een palliatieve partiële maagresectie is uitgevoerd, waarvan hij vrij spoedig is hersteld, komt nu bij u met klachten van een misselijkmakende pijn in de bovenbuik die uitstraalt naar de rug. De pijn in de rug is niet voedingsgerelateerd, maar continu aanwezig. Patiënt geeft de pijn een score 6, maar met paracetamol en tramadol kan hij de score verlagen naar een 4. De pijn is in de afgelopen 2 weken langzaam maar zeker erger geworden. U laat een CT-scan maken die nieuwe tumorgroei in de restmaag laat zien, met lokale ingroei in het omliggende weefsel.

Patiënt heeft eerder aangegeven het liefst zo min mogelijk medicatie te willen gebruiken. Hij heeft palliatieve chemotherapie geweigerd. Uw patiënt heeft eerdere gesprekken met de psycholoog afgebroken omdat hij dit niet hulpgevend vond.

Wat is uw beleid?

A. Uitleg aan patiënt rondom medicatie, opstarten amitriptyline en een sterk opioïd
B. Insturen voor een splanchnicus- of plexus coeliacusblokkade en uitleg dat patiënt waarschijnlijk niet zonder medicatie zal kunnen blijven
C. Insturen voor een spinaalkatheter
D. Terugverwijzen naar de chirurg voor een nieuwe operatie

CASUS 26

Klinische gegevens

Een 77-jarige vrouw werd een jaar geleden geanalyseerd voor gewichtsverlies. Zij bleek een RIP in de rechter onderkwab van de long te hebben. Er werd een lobectomie van de rechter onderkwab verricht waarbij een plaveiselcelcarcinoom van 5,5 cm met doorgroei in de pleura visceralis werd verwijderd. Patiënte zag af van adjuvante chemotherapie.

Een halfjaar later werd bij routine controle op de X-thorax een laesie in de linker long ontdekt. Patiënte wenste hier geen verder onderzoek naar. Haar voorgeschiedenis vermeldt hypertensie, hypothyreoïdie, COPD Gold I en een LBTB. Huidige medicatie: paracetamol 4 dd 1000 mg, diclofenac 2 dd 75 mg, fentanylpleister 75 µg/uur, oxycodon kortwerkend 5 mg zo nodig, euthyrox 1dd 100 µg, calciumcarbonaat 1 dd 1000, celiprolol 1 dd 200 mg, esomeprazol 1 dd 40 mg, lactulosestroop 1 dd 15 ml, risedroninezuur 1 dd 35 mg/week en oxazepam 3 dd 10 mg.

Afgelopen halfjaar ging het eigenlijk heel redelijk, patiënte levert langzaam wel in qua gewicht en energie, maar er waren geen grote problemen.

Nu, sinds 1½ dag, is er sprake van ernstige hikklachten, ook 's nachts. Er zijn geen andere klachten: er is geen sprake van zuurbranden of een passagestoornis, patiënte heeft geen koorts, geen buik- of keelklachten en de medicatie is niet recent veranderd.
Bij onderzoek worden geen bijzonderheden gevonden.

Welke aanpassing zou u maken?

A. Scopolaminebutyl 20 mg subcutaan
B. Metoclopramide 3 dd 10 mg
C. Roteren fentanyl naar methadon
D. 2 dagen npo- (niets per os) beleid

Klinische gegevens

Deze casus betreft dezelfde patiënte als besproken in casus 21, maar enkele maanden verder. De 43-jarige vrouw blijkt na 2 kuren palliatieve chemotherapie progressie van het locoregionale recidief cervixcarcinoom te hebben. Zij is terugverwezen naar u als huisarts voor palliatie van haar klachten. Zij gebruikt onveranderd fentanyl 100 µg/uur transdermaal en inmiddels 200 µg fentanyl sublinguaal een enkele maal per dag. De latrelatie is verbroken en er lijkt toenadering te zijn met haar ex, de vader van beide kinderen. In ieder geval neemt hij nu de zorg voor hen op zich en was hij bij verschillende slecht nieuws gesprekken aanwezig. Zij is in toenemende mate verzwakt en heeft meerdere malen daags thuiszorg. Bij uw laatste bezoek overwoog zij naar het hospice te gaan. Zij heeft recidiverende blaasinfecties gehad gedurende de voorbije weken, de laatste kuur met amoxicilline/clavulaanzuur is 4 dagen geleden beëindigd. U heeft meerdere urinekweken gedaan, maar de laatste kweek bleek negatief. Patiënte is op uw advies begonnen met een onderhoudsbehandeling met norfloxacine.

Sinds een paar dagen heeft zij nu heftige en zeer pijnlijke blaaskrampen gekregen waarbij zij een NRS pijnscore van 8-9 aangeeft. Er is weer sprake van pollakisurie, ruikende en troebele urine. De dipstick laat enkele ery's en veel leuko's zien. Er is geen sprake van koorts, flankpijn, afscheiding of obstipatie. Een lichte tenesmus is onveranderd en goed onder controle bij het bestaande laxeerbeleid.

Wat is uw beleid?

A.   Behandeling met fluconazol 100 mg per dag op verdenking Candida cystitis
B.   Proefbehandeling met metronidazol 3 dd 500 mg
C.   Toevoegen tolterodine SR 1 dd 4 mg
D.   Verhogen fentanyl pleister naar 150 µg/uur
E.   Verwijzing naar de uroloog voor nadere diagnostiek en behandeling

Klinische gegevens

Een 74-jarige man is bekend met een ossaal gemetastaseerd prostaatcarcinoom. Hij is alleenstaand. Sinds enkele weken is een dochter bij hem komen wonen om voor hem te zorgen. Zijn conditie is de laatste tijd fors achteruitgegaan. Hij kan slechts van de stoel naar het toilet lopen, en dan alleen onder begeleiding. Hij zit dan ook bijna de hele dag in zijn fauteuil of ligt in bed. De voedingstoestand van patiënt is slecht. De dochter heeft thuiszorg ingeschakeld omdat vader decubitus begint te ontwikkelen. Bij inspectie blijkt patiënt decubitus stadium 2 op de stuit te hebben, en beide hakken vertonen forse blaren met blauwe verkleuring.

In overleg met de thuiszorg worden verbandmaterialen voor de stuit besteld. Er wordt een anti-decubitus matras besteld en een kussen voor in de fauteuil.

De dochter van patiënt vraagt om astronautenvoeding omdat ze heeft vernomen dat goede voeding belangrijk is voor wondherstel.

Wat is uw beleid?

A. Geen aanvullende voeding, wisselen van houding in stoel en bed om drukplekken te ontlasten is het belangrijkst
B. Aanvullende drinkvoeding gericht op wondgenezing
C. Sondevoeding aanvullend op wat patiënt nog zelf kan eten
D. Volwaardige sondevoeding ter vervanging van wat patiënt zelf kan eten

CASUS 29

Klinische gegevens

Bij een 52-jarige man is 4 maanden geleden een inoperabel pancreascarcinoom vastgesteld. In verband met de pijn is een plexus coeliacusblokkade uitgevoerd die helaas maar kort effect heeft gehad. Palliatieve chemotherapie heeft ook niets opgeleverd. Geleidelijk is het eten steeds moeizamer geworden en ondanks pancreasekorrels is hij blijven afvallen. Wel is de steatorroe verdwenen. De pijn reageerde niet op fentanyl transdermaal, mogelijk door de cachexie maar ook omdat de pleisters steeds loskwamen door nachtzweten en wisselende temperatuursverhoging. Voor de pijn is hij nu redelijk ingesteld met oxycodon langwerkend 2 dd 90 mg in combinatie met oxycodon kortwerkend zo nodig 30 mg in druppels, die hij af en toe neemt en amitriptyline 50 mg in de avond. Zijn partner en hij hebben ondanks de korte tijd alles goed kunnen verwerken, al hoopt hij nog wel het nieuwe huis dat zij aan het bouwen zijn te kunnen betrekken. Ze zijn bewust kinderloos gebleven wegens een belaste familieanamnese aan haar kant. Over de toekomst is hij duidelijk geweest: hij wil bij nieuwe problemen niet meer terug naar het ziekenhuis, ook ziet hij euthanasie niet als iets wat bij hem past. Hij hoopt op een rustig sterfbed, maar heeft geen bezwaar tegen sedatie als zich in de eindfase onbehandelbare problemen voordoen. Geleidelijk is hij de laatste dagen gaan braken, geen enkel anti-emeticum helpt hiertegen. De combinatie haloperidol 2 mg 's avonds en dexamethason 4 mg in de ochtend, en 2 mg in de middag hadden nog het meeste effect. Nu belt zijn vrouw, omdat hij massaal is gaan braken en geen medicatie kan binnenhouden. U treft een zieke, angstige, verwarde man met wijde pupillen, tremor, zweten en misselijk. Hij klaagt over ondraaglijke rugpijn. Door de cachexie is een duidelijke tumor in epigastrio zichtbaar bij verder ingevallen buik en u hoort een levendige peristaltiek zonder ileus verschijnselen bij auscultatie. Het braaksel in de emmer bevat onverteerde etensresten en iets wat lijkt op de medicatie. Zijn vrouw heeft reeds meer dan een etmaal met deze problemen geworsteld.

Wat is uw beleid?

A.   U geeft 10 mg morfine en 10 mg midazolam subcutaan en start palliatieve sedatie conform de richtlijn en regelt daarnaast de thuiszorg

B.   U geeft 4 mg dexamethason subcutaan + 10 mg morfine en regelt een pomp voor continue infusie met 2,5 mg morfine per uur met een bolusmogelijkheid van 5 mg per 2 uur en een maaghevel met behulp van de thuiszorg

C.   U geeft 5 mg haloperidol, 20 mg morfine subcutaan en regelt een pomp voor subcutane infusie met 5 mg/uur en een bolus van 5 mg per uur naast thuiszorg en maaghevel

D.   U geeft 12,5 mg levomepromazine, 8 mg dexamethason, 20 mg morfine en 15 mg midazolam subcutaan en gaat thuiszorg, maaghevel, continue sedatie en morfinepomp regelen met 5 mg per uur en bolusmogelijkheid van 10 mg iedere 2 uur

Klinische gegevens

De patiënte uit casus 4 (76-jarige vrouw met pleuritis carcinomatosa op basis van een onbekende primaire tumor waarvoor best supportive care (BSC)) heeft inmiddels een thoraxdrainage gehad met pleurodese. Ze presenteert zich echter opnieuw op de Spoedeisende Eerste Hulp wegens toename van dyspneuklachten; zij is bang dat het vocht is teruggekomen. De huisarts had reeds zuurstof thuis voor haar geregeld. De perifere zuurstofsaturatie is 94% bij 1 liter zuurstof die de huisarts reeds thuis was gestart.

Er wordt een X-thorax verricht die geen toename van pleuravocht laat zien en ook geen andere nieuwe afwijkingen. Er zijn geen aanwijzingen voor een infectie of van een longembolie.

Ook cardiale problematiek kon worden uitgesloten. Er is dus sprake van progressieve dyspneu zonder duidelijke behandelbare oorzaak.

Wat zou u nu doen?

A. Zuurstoftherapie thuis ophogen

B. Starten met opioïd in de vorm van een fentanylpleister, zodat patiënte geen extra pillen hoeft te slikken

C. Starten met morfine in de vorm van langwerkende tabletten in combinatie met kortwerkende tabletten

D. Opnieuw drainage met pleurodese

CASUS 31

Klinische gegevens

Een 65-jarige man is ruim een half jaar geleden gestart met dialyseren. Hij dialyseert 3 x per week 4 uur. Tijdens de dialyse krijgt patiënt plotseling klachten van wazig zicht, niet meer goed kunnen praten en krachtverlies in zijn benen. Hij wordt afgesloten van de dialyse en ingestuurd naar de SEH. Bij verder onderzoek blijkt dat patiënt een hersentumor heeft. Op verzoek van patiënt en zijn vrouw vindt er verder geen diagnostiek meer plaats. Er wordt gestart met dexamethason, waarna de klachten verdwijnen. Patiënt heeft weer goed zicht, kan goed praten en lopen.

Wanneer bespreek je stoppen met dialyseren?

A.   Je bespreekt stoppen met dialyseren (nog) niet; de klachten van patiënt zijn verdwenen, dialyse wordt gecontinueerd
B.   Op de afdeling neurologie, waar patiënt opgenomen is in verband met zijn klachten
C.   Op de afdeling dialyse, door zijn eigen nefroloog
D.   Je bespreekt het niet, en stopt op medische gronden het dialyseren

Klinische gegevens

Patiënt en zijn familie weten dat op ieder moment gekozen kan worden om te stoppen met dialyseren. Ze weten wat de gevolgen zijn en welke begeleiding ze multidisciplinair kunnen krijgen in de thuissituatie en in het ziekenhuis.

Twee maanden na de diagnose hersentumor krijgt patiënt in toenemende mate insulten, dit maakt hem erg angstig. Hij geeft aan dat hij wil stoppen met dialyseren. Hij en zijn echtgenote overzien de gevolgen.

Wat doe je als multidisciplinair team?

A. Daar patiënt de gevolgen overziet van stoppen met dialyse wordt in gezamenlijkheid gekozen om te stoppen met dialyse

B. In overleg met de neuroloog worden de insulten behandeld; de keuze om te stoppen met dialyse zal opnieuw gewogen worden

C. Je schakelt een psycholoog in voor behandeling van de angst; de keuze om te stoppen is reeds gemaakt door de patiënt

Klinische gegevens

Drie maanden later kan patiënt steeds minder, hij valt regelmatig door krachtverlies in zijn benen en praten gaat erg moeizaam.

Patiënt besluit samen met zijn familie en de nefroloog om te stoppen met dialyseren.

Na 3 dagen wordt hij erg benauwd.

Wat is uw beleid?

A.   U geeft medicatie voor de benauwdheid

B.   U neemt contact op met het dialysecentrum om te vragen of patiënt voor GUFFEN kan komen.

C.   U schakelt een palliatief team in

CASUS 32

Klinische gegevens

Een 72-jarige man is sinds 5 jaar bekend is met een hepatogeen en lymfogeen gemetastaseerd coloncarcinoom. Hij is nu, na diverse lijnen chemotherapie en operaties, die allemaal goed doorstaan werden, uitbehandeld. Hij is thuis, omringd door zijn vrouw en kinderen die mantelzorg verlenen. De laatste weken is hij hard achteruitgegaan, en bedlegerig geworden. Inmiddels heeft hij een blaaskatheter gekregen en wordt hij gewassen door de wijkverzorging. Hij eet niet meer, omdat niets meer smaakt, maar kan met hulp nog wel drinken. Met een minimale hoeveelheid opioïden is hij pijnvrij. Er zijn ook geen andere lichamelijke klachten. Ontlasting komt met enige regelmaat, en hij kan dit met hulp nog op een po doen. De huisarts kent hem als een opgewekte man, die overal de positieve kant van ziet. Met de toenemende afhankelijkheid lijkt hij geen problemen te hebben.

In gesprekken over het levenseinde heeft hij aangegeven geen euthanasie te wensen (uit geloofsoverwegingen). Er is ook gesproken over palliatieve sedatie als er sprake zou zijn ondraaglijk lijden. De laatste weken is dit niet meer ter sprake geweest, maar nu komt het verzoek van patiënt tot palliatieve sedatie. De huisarts is hierover verrast, omdat er eerder geen lichamelijke, noch psychosociale of spirituele problemen leken te zijn. Desgevraagd ontkent patiënt met klem dat sprake zou kunnen zijn van psychosociale of spirituele problemen. Hij doet dit verzoek gewoon omdat hij zelf verwacht dat het overlijden binnen enkele dagen zal plaatsvinden en hij dit niet bewust wil meemaken. Daarnaast begint de pijn nu toch wel wat toe te nemen en is hij uitgeput. Hij vindt dat hij zich altijd tijdens alle behandelingen kranig heeft geweerd en zich er goed doorheen geslagen, maar nu ontbreekt hem de moed en ziet hij er ook de zin niet van in om de laatste paar dagen nog mee te maken.

Wat zou u doen?

A. U legt hem uit dat bij ontbreken van ondraaglijk lijden palliatieve sedatie niet mogelijk is
B. U overlegt met een consulent palliatieve zorg
C. U schakelt een geestelijk verzorger in
D. Alle 3 de mogelijkheden zijn juist

CASUS 33

Klinische gegevens

Een 67-jarige vrouw is bekend met gemetastaseerd niercelcarcinoom (RCC) met lokalisaties in skelet, long en bovenbuik. Initieel, 3 jaar geleden, heeft er een nefrectomie rechts plaatsgevonden. Gedurende 18 maanden was er vervolgens sprake van stabiele ziekte bij een expectatief beleid. Nadien is gestart met sunitinib met goede tolerantie en een partiële respons. Haar laatste polikliniekbezoek is 2 maanden geleden.

Zij is nu opgenomen met klachten van buikpijn, obstipatie, misselijkheid, gewichtsverlies en tevens pijn in het skelet, met name in het bekken links achter, waarvoor lage dosis oxycodon langwerkend. Bij lichamelijk onderzoek valt een verminderde huidturgor op en verminderde oriëntatie, zonder verdere neurologische afwijkingen. Er is sprake van spaarzame peristaltiek, er worden geen abnormale abdominale weerstanden gevoeld en patiënte geeft lichte drukpijn op de bekkenkam links aan.

Wat is uw waarschijnlijkheidsdiagnose?

A. (Paralytische) ileus (bij opioïdgebruik)
B. Hersenmetastasen
C. Hypercalciëmie
D. Doorgroei van het proces naar de maag

■ CASUS 34

Klinische gegevens

Een 36- jarige vrouw komt met klachten van dyspneu d'effort en oedeem aan de voeten, links meer dan rechts. Voorts blijkt zij al wat langer verminderde eetlust te hebben en wisselende buikklachten. Bij het lichamelijk onderzoek maakt ze een vermoeide en licht kortademige indruk. Er worden een verhoogde CVD, pathologische klieren beiderzijds in de hals en in de rechter oksel, en oedeem aan de onderbenen gevonden. Er bestaat inderdaad links wat meer oedeem en het loopt verder door naar proximaal. Maar het oedeem links lijkt minder 'pitting' te zijn en de huid voelt hier vaster aan.

Er blijkt sprake te zijn van een diffuus grootcellig B-cel non-hodgkinlymfoom stadium IVb met lokalisaties in alle klierstations, maar ook in het beenmerg en het pericard. Links in het iliacaal traject bevindt zich een grote kliermassa die de ureter en de liesvaten obstrueert.

Wat is uw symptomatische beleid?

A. Radiotherapie in de linker liesregio

B. Furosemide

C. Kousen van dubbele tubigrip

D. Verwijzing naar bandagist voor het aanmeten van therapeutische elastische kousen

E. Benen zwachtelen met korte rekzwachtel in combinatie met manuele lymfedrainage, vervolgens zo snel mogelijk starten met systemische therapie

CASUS 35

Klinische gegevens

Een 45-jarige vrouw is onlangs gediagnosticeerd met een inoperabel pancreaskopcarcinoom. Patiënte is de afgelopen weken behandeld met palliatieve chemoradiatie, maar is nu in de laatste fase van haar leven. Als behandeling van de pijn krijgt zij methadon 2 dd 15 mg en amitriptyline 1 dd 25 mg voor de nacht. Gabapentine is gestaakt vanwege bijwerkingen. Zij heeft 3 weken geleden een plexus coeliacusblokkade gehad. Eerder heeft zij fentanyl gehad, maar ondanks toenemende sufheid hield zij nog steeds veel last van pijn. Zij klaagt vooral over pijn in de buik en pijn in het rechter been vanwege een metastase die in de plexus lumbosacralis ingroeit.

U komt bij haar thuis, patiënte geeft aan veel last te hebben van pijn, en geeft aan suf te zijn van de methadon. U ziet een cachectische dame, die aangeeft dat de pijn haar gek aan het maken is. De laatste CT-scan is 1 week geleden gemaakt en toont uitgebreide doorgroei van de tumor, tevens is er in het bekken een metastase met een nauwe relatie met de plexus lumbosacralis. Patiënte wil graag nog het afstuderen van haar zoon meemaken over 1 maand, maar geeft aan dat als er niets meer aan de pijn gedaan kan worden zij euthanasie overweegt.

Wat is uw beleid?

A.   U begint met de aanvraag euthanasie
B.   U verwijst naar de pijnbehandelaar voor een splanchnicusblokkade
C.   U verwijst naar de pijnbehandelaar voor een spinaalkatheter
D.   U verhoogt de methadondosering en voegt methylfenidaat toe tegen de sufheid

Klinische gegevens

Een 32-jarige man is bekend met een lymfogeen en hepatogeen gemetastaseerd melanoom, waarvoor hij tot recent is behandeld met immuuntherapie. Deze is nu gestaakt wegens progressie van ziekte. Er zijn geen mogelijkheden meer voor verdere antitumorbehandeling. Patiënt heeft zijn naderende einde geaccepteerd en de materiële zaken geregeld. Zijn belangrijkste wens is om de resterende tijd zo goed mogelijk door te brengen met zijn gezin. Hij is kortgeleden nog met zijn vrouw en kinderen naar Disneyland in Parijs geweest. Momenteel heeft hij weinig klachten. Hij gaat conditioneel achteruit maar heeft geen noemenswaardige pijnklachten. Het is wel hinderlijk dat hij, met name 's nachts, fors transpireert. Tweemaal per nacht moet hij een droog shirt aandoen. Er zijn geen aanwijzingen voor een onderliggende infectie. Hij slaapt in een koele ruimte en ook een ventilator heeft niet geholpen. Zijn beddengoed en nachtkleding zijn niet van synthetisch materiaal.

Wat is uw beleid?

A. U start met dexamethason 1 dd 8 mg
B. U start met oxybutynine 3 dd 2,5 mg
C. U start met thalidomide 1 dd 100 mg a.n.
D. U start met paracetamol 1000 mg a.n.

CASUS 37

Klinische gegevens

Een 58-jarige vrouw is bekend met een ovariumcarcinoom met peritoneale metastasen en een recent ontstane dunne darm ileus. Er zijn geen behandelopties meer. Vanwege buikpijn krijgt ze een continu subcutaan infuus met 60 mg morfine en 80 mg scopolaminebutyl per 24 uur. Hiermee is de pijn voldoende onder controle. Ze heeft een hevelsonde die goed productief is. Het infuus is gestaakt. Haar grootste probleem is nu de kurkdroge mond.

Welke aanpassing zou u maken?

A. Vochtinfuus herstarten
B. Dosis morfine en scopolaminebutyl verlagen
C. Adequate mondzorg, kauwgom en eventueel een speekselsubstituut naar behoefte
D. Pilocarpine 2 dd 5 mg oraal

■ CASUS 38

Klinische gegevens

Een 62-jarige vrouw is bekend met een naar lever en skelet gemetastaseerd mammacarcinoom. Hiervoor is zij de afgelopen jaren behandeld met meerdere anti-hormonale therapieën en meerdere lijnen chemotherapie. Zij krijgt momenteel geen ziektegerichte behandeling meer. Zij is nog in redelijke conditie en geniet van de tijd met haar man en kinderen. Wegens pijnklachten in de bovenbuik, die geduid zijn als leverkapselrek, gebruikt zij dexamethason 1 dd 4 mg. Dit heeft afdoende verlichting van haar pijnklachten gegeven. De laatste weken krijgt zij wel toenemend last van jeukklachten. Gezien de icterus waarvan sprake is, wordt er gedacht aan jeuk door cholestase. Hiervoor is al naltrexon gegeven, maar dit bleek niet effectief te zijn.

Wat is uw beleid?

A.   U start met cholestyramine 1-3 dd 4 - 8 mg
B.   U start met ondansetron 2 dd 8 mg
C.   U start met cimetidine 4 dd 400 mg
D.   U start met een buprenorfinepleister 17,5 µg/uur

CASUS 39

Klinische gegevens

Een 58-jarige man, is sinds een jaar bekend met levermetastasen van een rectumcarcinoom. Hij heeft al veel behandelingen achter de rug. Eerst intensieve kuren chemotherapie, vervolgens partiële leverresecties van de metastasen waarbij niet alles weggenomen kon worden (maar mogelijk gaat dit in de toekomst nog wel gebeuren). Daarna kreeg hij opnieuw chemotherapie en vervolgens bestraling van de primaire tumor en rectumamputatie met deviërend stoma.

Patiënt is gehuwd en heeft geen kinderen. Zijn vrouw heeft de zorg op zich genomen en wil dat zo lang mogelijk blijven doen. Sinds de laatste operatie is patiënt toenemend hulpbehoevend in verband met algehele zwakte. Zowel meneer als zijn echtgenote zijn angstig en vermoeden dat dit het begin van het einde is. Behoudens macrogol/elektrolyten en fentanyl 50 µg/uur gebruikt hij geen medicatie. Er ontstaat paniek vanwege het plotseling optreden van rood verkleurde urine met 'fliebertjes' erin. Dit gebeurt ongeveer achtmaal daags, zonder pijn of dysurie. Hij voelt zich dermate zwak en duizelig dat hij nu helemaal niet meer uit bed komt. De dipstick laat veel ery's zien, enkele leuko's en nitriet is negatief. Bij verder lichamelijk onderzoek is er geen sprake van blauwe plekken of andere tekenen van hemorragische diathese. Het door u gemeten hemoglobuline bedraagt 4 mmol/l, terwijl dat bij laboratoriumonderzoek enkele weken geleden nog 7,6 mmol/l was. Er waren destijds lichte leverenzymstoornissen, maar er was geen sprake van een trombopenie.

Wat is uw beleid?

A. Overleg oncoloog (behandelteam) en consult uroloog
B. Niet insturen, lorazepam 3 dd 1 mg en thuiszorg inschakelen
C. Tranexaminezuur 3 dd 1000 mg en effect afwachten
D. Antibiotica vanwege een mogelijke urineweginfectie en geruststellen

CASUS 40

Klinische gegevens

Een 65-jarige vrouw heeft al het een en ander meegemaakt als zij op een avond toenemend misselijk wordt en gaat braken. Zij is al sinds 2 jaar bekend met een maagcarcinoom, die bij ontdekking inoperabel bleek (linitis plastica). Met chemotherapie is het een periode stabiel gebleven, maar 1 maand geleden kreeg zij het slechte nieuws te horen dat opnieuw progressie was vastgesteld en geen ziektegerichte behandeling meer voorhanden was. De huisarts heeft de behandeling overgenomen. Patiënte heeft een partner waar zij ruim 40 jaar mee gehuwd is. Er zijn 3 kinderen met ieder een eigen gezin en 4 kleinkinderen. De afgelopen weken heeft zij geleidelijk meer pijn ontwikkeld, heeft weinig eetlust en is 7 kg afgevallen (nu 63 kg bij 1.58 m). Haar humor heeft zij behouden; zo wijst zij haar omgeving erop dat zij na het afvallen een betere lijn heeft dan haar dochters. De medicatie tegen pijn, misselijkheid en buikkrampen is geleidelijk uitgebreid, maar voldoet redelijk (fentanyl 75 μg/uur transdermaal; oxycodon kortwerkend 15 mg zo nodig tot 6 x daags; amitriptyline 50 mg a.n.; scopolaminebutyl zetpillen 20 mg zo nodig; oxybutinine 3 dd 2,5 mg; macrogol/elektrolyten 2 dd een sachet; metoclopramide 3 dd 10 mg zetpillen; ondansetron 8 mg zo nodig; haloperidol 2 mg an). Een paar dagen geleden heeft de huisarts wegens een orale candidiasis en opnieuw buikpijnen fluconazol 1dd 50 mg; diclofenac 50 mg zetpillen zo nodig en omeprazol 1dd 20 mg toegevoegd. Als hij die avond patiënte gaat opzoeken treft hij een vrouw aan die verward en niet goed aanspreekbaar is, haar buik is opgezet met spaarzaam klinkende peristaltiek, een verwijd lege ampul bij rectaal onderzoek en het vermoeden rijst dat zij een ileus ontwikkeld heeft. Pols, bloeddruk en temperatuur zijn niet afwijkend. Haar man is ten einde raad omdat hij de afgelopen nacht doorwaakt heeft omdat zij zo verward was. Gelukkig is het nog wel gelukt om de medicatie toe te dienen en doorbraakpijn heeft zij niet meer aangegeven. Het is echter twijfelachtig of verdere medicatie oraal nog gaat lukken.

Wat is uw beleid?

A. U geeft 5 mg haloperidol subcutaan, saneert de medicatie, spreekt vrijwillige thuiszorg af voor de nacht, geeft uw mobiele telefoonnummer mochten er nieuwe problemen ontstaan en belooft de volgende dag voor het spreekuur begint eerst te komen kijken.

B. U bespreekt palliatieve sedatie bij een resistent delier, ileusverschijnselen als eindstadium van het maagcarcinoom en start nog dezelfde middag palliatieve sedatie met ondersteuning van de thuiszorg en continueert de haloperidol parenteraal en fentanyl transdermaal.

C. U belt de oncoloog om patiënte op te laten nemen voor verdere analyse op verdenking van een hypercalciëmie, bijpassende obstipatie of fecale impactie en cognitieve stoornissen en u verhoogt de haloperidol.

D. U stopt alle medicatie op verdenking van een iatrogene intoxicatie met uitzondering van de opioïden en laxantia. U regelt een acute interventieopname voor nadere analyse van het delier, de gastro-intestinale problemen en begeleiding bij detoxificatie

DEEL 2 - ANTWOORDEN

■ CASUS 1 - ANTWOORD

Het juiste antwoord is B: fentanylpleister ophogen naar 37 µg/uur.

Ondanks het ontbreken van eenduidige literatuurgegevens over dosistitratie geven diverse richtlijnen vuistregels voor het ophogen van sterke opioïden. Bij onvoldoende effect van een sterk opioïd is er een voorkeur voor het verhogen van de dosis van opioïden en niet voor het verkorten van het doseringsinterval. Bij matig ernstige pijn wordt de dosis met 25-50% opgehoogd, bij ernstige pijn met 50-100%.

Bij het vaststellen van de doseerstrategie moet ook rekening gehouden worden met de halfwaardetijd van het gebruikte opioïd. Na het veranderen van de dosering zal een nieuwe evenwichtssituatie (steady state) pas ontstaan na vier- tot vijfmaal de halfwaardetijd van het gebruikte opioïd. Voor morfine met een t½ = 4 uur van de actieve metaboliet, zal dit na 16-20 uur optreden, maar voor methadon met t½ = 19-55 uur gemiddeld pas na vier tot vijf dagen.

Van de door de pleister afgegeven hoeveelheid fentanyl komt ongeveer 90% in de systemische circulatie. Na eerste applicatie stijgt de concentratie geleidelijk en stabiliseert na 12-24 uur en blijft vrij constant gedurende de rest van de applicatietijd van in totaal 72 uur. Bij een lichaamstemperatuur hoger dan 40 °C neemt de serumconcentratie van fentanyl met een derde toe.

Opioïdrotatie

Hoewel er geen gerandomiseerd onderzoek naar de effectiviteit van opioïdrotatie verricht is, suggereren diverse prospectieve studies een gunstig effect op de pijn en de bijwerkingen. Niet uitgesloten kan worden dat dit voor een groot deel berust op het placebo-effect. Onduidelijk is bovendien of hetzelfde effect niet bereikt had kunnen worden met verdere verhoging van het bestaande analgeticum.

Gezien het mogelijk gunstige effect en de geringe negatieve effecten kan opioïdrotatie overwogen worden bij onvoldoende effectiviteit en/of onacceptabele bijwerkingen van de actuele therapie.

De pijn is continu aanwezig, er is hier sprake van onvoldoende gereguleerde achtergrondpijn en niet van doorbraakpijn. Er is dus geen reden om de doorbraakmedicatie te veranderen.

Deze patiënt reageert goed op de fentanyl. De toegenomen pijnklachten zijn waarschijnlijk te wijten aan ziekteprogressie, een 50% dosisverhoging is dan ook een goede keuze.

Bronnen
- Richtlijn Diagnostiek en behandeling van pijn bij patiënten met kanker, 2015.
- KNMP Kennisbank

CASUS 2 - ANTWOORD

Het juiste antwoord is B: Stop macrogol/elektrolyten en start loperamide.

Er zijn diverse oorzaken van diarree. Het kan ziektegerelateerd zijn, zoals paradoxale diarree bij obstructie in colon of rectum. Ook kan diarree veroorzaakt worden door behandelingen als chemotherapie of radiotherapie. Daarnaast kunnen medicamenten diarree geven. Daarbij kunt u denken aan overloopdiarree bij morfinegebruik of antibioticageassocieerde diarree. Ten slotte kunnen infecties en ook voedingsfactoren diarree tot gevolg hebben.

In deze casus is er naast de morfine al direct gestart met laxantia en dit maakt het minder waarschijnlijk dat overloopdiarree ten gevolge van obstipatie/fecale impactie bij opioïden de oorzaak van de diarree is. Radiotherapie waarbij darmen in het bestralingsveld hebben gelegen kan leiden tot secretoire diarree, waarbij er verhoogde secretie is van water en elektrolyten in de darmen. Deze diarree blijft bestaan, ook als de voedselintake wordt beperkt. Voedingsfactoren kunnen ook bijdragen aan het ontstaan van diarree. Zo kan overmatig gebruik van vezels en fruit tot diarree leiden.

Bij paradoxale diarree is het van belang altijd te laxeren en goed aan patiënt uit te leggen dat er ondanks de diarree toch laxeermiddelen moeten worden gegeven.

De symptomatische behandeling van diarree bestaat uit loperamide. Dit is een opioïd, maar heeft nauwelijks systemische bijwerkingen door het hoge first-pass metabolisme. De startdosering is bij acute diarree 4 mg po, vervolgens om de 2-4 uur of na iedere ontlasting 2 mg po tot de diarree stopt, tot een maximum van 16 mg/dag. Bij chronische diarree: 1-6 dd 2 mg. Wees erop bedacht dat er obstipatie kan ontstaan. Mocht loperamide niet het gewenste effect hebben kunt u een proefbehandeling met het secretieremmend middel octreotide 3 dd 100 ug sc starten.

Bron

- Richtlijnen, Symptomen Diarree (2.0) IKNL 2010 via www.pallialine.nl.

Het beste antwoord is B: vervangen van de oxycodon kortwerkend door fentanyl neusspray 50 μg/dosis.

De pijn bij patiënt kan worden geclassificeerd als doorbraakpijn, waarschijnlijk uitgelokt door de ribmetastasen. Of het hier om somatische pijn vanuit de rib, of om neuropathische pijn door de tussenribzenuw gaat, kan niet helemaal worden uitgemaakt. De uitstraling tot onder de borst doet een neuropathische component vermoeden.

De definitie van doorbraakpijn luidt: 'een voorbijgaande toename van pijn, die spontaan optreedt of optreedt als gevolg van een specifieke, voorspelbare, of onvoorspelbare factor, ondanks relatief stabiele en voldoende gereguleerde achtergrondpijn' (Davies, 2009). Ongeveer 60% van de patiënten met pijn bij kanker heeft een vorm van doorbraakpijn. Deze kan worden verdeeld in incidente pijn, d.w.z. gerelateerd aan uitlokkende factoren zoals hoesten of verzorging, of spontane pijn, d.w.z. zonder duidelijke aanwijsbare oorzaak.

Bij de behandeling van doorbraakpijn is de volgorde van behandeling als volgt:
1. Behandelen of vermijden van uitlokkende momenten van de pijn.
2. Niet-medicamenteuze symptomatische behandeling (bestraling, fysiotherapie, chirurgie e.d.).
3. Behandeling met medicatie.

In deze casus is de eerste stap niet mogelijk; de tweede is al uitgevoerd zonder succes. Er zal dus een keuze gemaakt moeten worden voor medicamenteuze behandeling. Voor het behandelen van doorbraakpijn wordt gebruikgemaakt van kortwerkende preparaten. Sinds enige tijd kan onderscheid worden gemaakt in de sinds jaar en dag bekende kortwerkende opioïden in tabletvorm (vaak aangeduid met de term KORTWERKEND-preparaten), en de snelwerkende fentanylpreparaten, aangeduid als ROO (Rapid Onset Opioids).

Voor snel opkomende, onvoorspelbare en relatief kortdurende pijn lijken de snelwerkende fentanylpreparaten het meest geschikt. Sommige kunnen binnen 15 minuten een relevante pijnvermindering geven. Er zijn diverse vormen verkrijgbaar: neusspray, diverse sublinguale smelttabletten, sticks om tegen het wangslijmvlies te rollen.

De ROO's zijn niet zonder meer uitwisselbaar. De keuze voor een preparaat wordt vooral bepaald door de voorkeur, het gebruiksgemak en de (on)mogelijkheden van de patiënt. Uit diverse onderzoeken kan op dit moment geen duidelijke uitspraak worden gedaan welk preparaat het snelste werkt.

Geadviseerd wordt om, ongeacht de dosering van de achtergrondmedicatie, altijd te starten met de laagste dosering van het preparaat (behalve bij de sublinguale tabletten van 67 μg; start hiermee met de dosering van 133 μg). Dit is dus anders dan bij de kortwerkende preparaten (tabletten), waarbij geadviseerd wordt te starten met 1/6 van de dagdosering per keer.

Bronnen

- Richtlijn Diagnostiek en behandeling van pijn bij patiënten met kanker, 2015.
- Davies AN, Dickman A, Reid C, et al. The management of cancer-related breakthrough pain: Recommendations of a task group of the Science Committee of the Association for Palliative Medicine of Great Britain and Ireland. European Journal of Pain 2009;13(4):331-8.

■ CASUS 4 - ANTWOORD

Het goede antwoord is D: Drainage met pleurodese.

Indien er maligne cellen worden gevonden in pleuravocht is er sprake van pleuritis carcinomatosa. Dit geeft aan dat er sprake is van gemetastaseerde ziekte. De gemiddelde overleving bedraagt 3-12 maanden afhankelijk van het type onderliggende maligniteit. Long- en borstkanker zijn de meest voorkomende veroorzakers van pleuritis carcinomatosa (50-60%). Urologische/gynaecologische tumoren, gastro-intestinale tumoren en lymfomen zijn in 25% van de gevallen verantwoordelijk. In 7-15% is er sprake van onbekende primaire origine. Een slechte WHO-performance score is significant geassocieerd met mortaliteit.

De meerderheid van patiënten met pleuritis carcinomatosa is symptomatisch. De meest voorkomende klacht is dyspneu ten gevolge van een verminderde compliantie van de thoraxwand, depressie van het ipsilaterale diafragma, mediastinale shift en reductie in longvolume.

Indien patiënten een levensverwachting van < 1 maand hebben kan een eenmalige therapeutische pleurapunctie worden overwogen. Bij een langere levensverwachting is de recidiefkans zo hoog dat een eenmalige aspiratie onvoldoende zal zijn. Bij deze patiëntengroep zal een drainage met pleurodese de behandeling van keus zijn. De pleurodese kan verricht worden indien er radiografisch sprake is van ontplooiing van de long. Indien er een 'trapped lung' blijkt zal een pleurodese weinig effectief zijn en kan er een getunnelde verblijfskatheter worden overwogen.

Er zijn meerdere sclerosantia waarmee pleurodese verricht kan worden. Gesteriliseerde talk is het middel van de eerste keus omdat dit het meest effectief gebleken is, met een succes ratio van 81-100%.

Voor deze ingreep moeten patiënten kortdurend in het ziekenhuis worden opgenomen. Het streven is om na de pleurodese de drain er zo spoedig mogelijk uit te halen zodat patiënten weer zo snel mogelijk naar huis kunnen.

Er is geen correlatie tussen zuurstofsaturatie en de mate van ervaren dyspneu. Behandeling met zuurstof dient eigenlijk alleen overwogen te worden bij patiënten met een hypoxemie. In deze casus is dat niet het geval. Omdat in deze casus de meest waarschijnlijke oorzaak voor de dyspneugevoelens de aanwezigheid van pleuravocht is, is drainage met talkage hier de behandeling van eerste keus. Mocht echter deze behandeling te weinig effect hebben op de dyspneuklachten en blijven deze bestaan dan kan morfine zeker worden overwogen. Morfine is het meest effectieve middel bij de medicamenteuze therapie van dyspneu.

Indien de levensverwachting > 1 maand is, hebben recidiverende therapeutische pleurapuncties niet de voorkeur. Het pleuravocht recidiveert meestal binnen 1 maand. Door herhaaldelijke puncties is het risico op loketvorming en ook op het krijgen van een empyeem vergroot. Bovendien krijgen patiënten dan meermalen een interventie.

Bronnen

- Richtlijn Diagnostiek en behandeling van maligne pleuravocht, 2003, NVALT.
- Roberts et al. Management of a malignant pleural effusion: British Thoracic Society pleural disease guideline 2010. Thorax 2010; 65. BTS guidelines.
- Richtlijnen, symptomen Dyspneu (2.0) IKNL 2010 via www.pallialine.nl

CASUS 5 - ANTWOORD

Het juiste antwoord is C: toevoegen gabapentine, opbouwschema naar 3 dd 100 mg.

Bij patiënt is sprake van een duidelijke neuropathische component van zijn pijn.

Alle zwakke en sterke opioïden zijn effectief bij neuropathische pijn (gebaseerd op onderzoek bij niet-oncologische patiënten). De number needed to treat (NNT = hoeveel patiënten moet je behandelen om bij 1 patiënt 50% pijnreductie te krijgen) is voor sterke opioïden 4,3. Tramadol (zwak opioïd en mono-amine-reuptake inhibitor (MARI)) en tapentadol (sterk opioïd en noradrenaline reuptake inhibitor) zouden theoretisch een additioneel effect op neuropathische pijn kunnen hebben via de descenderende inhiberende banen, dit is echter niet aangetoond. De respectievelijke NNT's zijn 4,7 en 10,2.

Zoals gezegd zijn genoemde cijfers gebaseerd op onderzoek bij niet-oncologische aandoeningen. In de nieuwe richtlijn Diagnostiek en behandeling van pijn bij patiënten met kanker wordt gesteld: 'Er kan geen voorkeur worden uitgesproken voor een specifiek opioïd voor de behandeling van neuropathische pijn.'

De belangrijkste co-analgetica die bij neuropathische pijn bij patiënten met kanker worden gebruikt zijn (tricyclische) antidepressiva (zie casus 24) en anti-epileptica. Daarnaast wordt ook gebruik gemaakt van lokaal anesthetica en NMDA-receptor-antagonisten.
Gabapentine en pregabaline zijn de meest gebruikte anti-epileptica bij de behandeling van neuropathische pijn bij patiënten met kanker.

De NNT's van gabapentine en pregabaline bij niet-oncologische neuropathische pijn ligt rond de 7.

In de richtlijn Diagnostiek en behandeling van pijn bij patiënten met kanker wordt over de anti-epileptica gezegd: 'Er is bewijs van lage kwaliteit dat bij het gebruik van anti-epileptica (gabapentine, pregabaline, valproïnezuur, fenytoïne, lamotrigine, levetiracetam) bij neuropathische pijn en bij gecombineerde nociceptieve en neuropathische pijn bij kanker 57% (95%CI: 44 tot 70%) van de patiënten een klinisch relevante verbetering in pijnintensiteit ervaren.'

De oudere anti-epileptica (carbamazepine, fenytoïne en valproïnezuur) worden echter gezien de uitgebreide interactie met andere medicatie nauwelijks meer gebruikt.

Doseringen:
Gabapentine startdosis 100 - 300 mg, dagelijks op te hogen met 100 - 300 mg tot 300 - 900 mg. Maximale dagdosering is 3600 mg.
Pregabaline startdosis 2 dd 75 mg, zo nodig op te hogen per 2 dagen met 150 mg. Maximale dagdosering is 600 mg.

Bij nierfunctiestoornissen dient de dosering van alle anti-epileptica te worden aangepast.

Bronnen

- Finnerup NB, et al. Pharmacotherapy for neuropathic pain in adults: a systematic review and meta-analysis Lancet Neurol 2015;14:162-73.
- Richtlijn Diagnostiek en behandeling van pijn bij patiënten met kanker, 2015.

Het juiste antwoord is D: scopolaminebutyl 20 mg subcutaan.

Reutelen is het geluid dat ontstaat door het mee oscilleren van secreet in de trachea of farynx bij terminale patiënten die niet meer in staat zijn dit secreet op te hoesten. Een patiënt heeft hier geen last van. Voor de omstanders kan het geluid echter zeer verontrustend zijn. Reutelen wordt gezien bij ongeveer 45% (23-92%) van patiënten in hun laatste dagen tot uren.

Bij reutelen is het verstandig de patiënt in (linker) zijligging te positioneren. Bij onvoldoende resultaat van de houdingsverandering en wanneer een goede rustige uitleg van het fenomeen aan de familie geen rust brengt kan een medicamenteuze behandeling overwogen worden.
Atropine 0,5 mg subcutaan, scopolaminebutyl 20-40 mg subcutaan en een scopolamine pleister 1,5 mg kunnen voor de behandeling in aanmerking komen. Hoewel over het algemeen wordt aangenomen dat atropine zeer snel effect heeft, scopolaminebutyl na 0,5-1 uur en scopolamine pas na enkele uren, heeft een recent onderzoek bij > 200 patiënten geen verschil in effectiviteit tussen de genoemde middelen kunnen aantonen. Alle middelen gaven bij ongeveer 40% van de patiënten na een uur een adequate vermindering of zelfs verdwijnen van het reutelen.

Bron

- Wildiers H, et al. Atropine, hyoscine butylbromide, or scopolamine are equally effective for the treatment of death rattle in terminal care. Journal of Pain & Symptom Management. 2009;38(1):124-33.

Het juiste antwoord is C: Dit is toegestaan, na twee weken stabiel gebruik van opioïden.

Het is van belang patiënten over het wel of niet mogen autorijden te informeren vóór het starten van opioïden, aangezien dit voor de patiënt een belangrijke afweging kan zijn om al dan niet tot deze middelen over te gaan. Er zijn diverse wetenschappelijke artikelen die aantonen dat personen die een stabiele dosering opioïden gebruiken niet slechter autorijden dan een controlepopulatie. Dit is ook bij kankerpatiënten onderzocht. Wel zal gedurende een zekere periode gewenning moeten optreden.

Hoofdstuk 10 uit de Bijlage bij de Regeling eisen geschiktheid 2000 vermeldt voor een aantal groepen medicatie de eisen voor het beoordelen van de lichamelijke en geestelijke geschiktheid voor het besturen van motorrijtuigen. Pregabaline en andere anti-epileptica en antidepressiva die worden voorgeschreven tegen neuropathische pijn, vormen, blijkens hoofdstuk 10.13 van deze bijlage, geen probleem voor het autorijden. In het algemeen wordt echter geadviseerd de eerste week na start of verandering van de therapie voorzichtig te zijn met autorijden.

Gedurende de eerste twee weken na de start van de behandeling met opioïden, of na dosisaanpassing, worden patiënten ongeschikt geacht voor het besturen van motorrijtuigen. Hierna bestaat geen beperking meer.
Het blijft wel de eigen verantwoordelijkheid van de patiënt of hij of zij zich in staat acht veilig aan het verkeer deel te nemen.

Bronnen
- Kress HG, Kraft B: Opioid medication and driving ability. Eur J Pain, 2005, 9: 141–144. doi: 10.1016/j.ejpain.2004.05.010.
- Regeling eisen geschiktheid 2000: http://wetten.overheid.nl/BWBR0011362.
- Vainio A, Ollila J, Matikainen E et al.: Driving ability in cancer patients receiving long-term morphine analgesia. The Lancet, 1995, 346: 667-670. doi: 10.1016/S0140-6736(95)92281-4.

CASUS 8 - ANTWOORD

Het juiste antwoord is C: oxazepam 10 mg zo nodig tot maximaal driemaal daags.

Angst komt vaak voor in de palliatieve fase. In een systematic review bij patiënten met kanker werd bij 30% van de palliatieve patiënten angst als symptoom gevonden. Bij patiënten met terminaal COPD wordt zelfs een percentage van 90% vermeld. Angst neemt toe naarmate de ziekte progressief is. Verder kunnen angst en uitputting pijn en dyspneu versterken.

Vrouw zijn, jongere leeftijd, gebrekkige sociale steun, pijn en progressieve ziekte zijn voorspellers van angst bij patiënten met kanker.

De diagnose angststoornis is vaak moeilijk te stellen, omdat de somatische klachten ook door de onderliggende ziekte of behandeling veroorzaakt kunnen worden.
Als meetinstrument voor angst kan de Hospital Anxiety and Depression Scale (HADS) gebruikt worden.

Ondersteuning door luisteren, herkenning en erkenning van de angst kan soms al voldoende zijn. Psycho-educatie over het ontstaan van angst is eveneens belangrijk. Cognitieve en gedragsmatige interventies zijn te overwegen; zeker bij patiënten met een langere levensverwachting.

Medicamenteuze symptoombestrijding:
Over de effectiviteit van medicamenteuze therapie bij angst in de palliatieve fase is weinig te zeggen. Er is onvoldoende onderzoek beschikbaar.
Benzodiazepines hebben een anxiolytisch en slaapinducerend effect.
Bij continue angst is een middel met een langere werkingsduur als lorazepam of alprazolam en rectaal eventueel diazepam geschikt.
Om stapeling te voorkomen genieten middelen zonder actieve metabolieten de voorkeur (alprazolam, oxazepam, lorazepam). Bij ouderen, lever- of nierfunctiestoornissen dient men met de helft van de dosis te beginnen. Opioïden versterken het sederende effect.

Bij een angststoornis of een combinatie van angst en depressie zijn SSRI's middelen van eerste keuze. Het effect kan beoordeeld worden als de patiënt twee tot vier weken de streefdosis gebruikt.

Citalopram en sertraline hebben een mild bijwerkingenprofiel en weinig interactieproblemen.
Kortdurend kan er een benzodiazepine bij gegeven worden.

Middel	Dosisequivalenten (orale toediening)	Tmax (uren)	T½ (uren)	Actieve metabolieten
Alprazolam	0.5	1-2	12-15	-
Diazepam	5	1-2	20-48	+
Lorazepam	1	1-5	12-16	-
Midazolam	2	0.5-1.5	2-3	+
Oxazepam	15	2-4	5-15	-
Temazepam	10	0,8	7-11	-

Wanneer een patiënt angstig is bij een delier worden antipsychotica gegeven.
Voor de nacht kan er dan bij angst of slaapproblemen een benzodiazepine, bijvoorbeeld 1 mg lorazepam, gegeven worden.
Bij gebrek aan effect van of bij contra-indicaties voor benzodiazepines kan men mirtazapine 15-30 mg of trazodon 25-100 mg voor de nacht geven.

Bij deze patiënt met paniekaanvallen en een korte levensverwachting is een SSRI niet meer zinvol, daar het minimaal twee weken duurt voor het effect beoordeeld kan worden.
Een benzodiazepine als anxiolyticum is dan een goede keuze.

Bronnen
- Richtlijnen, overigen Angst (1.0) IKNL 2009 via www.pallialine.nl.
- Candy B, et al. Drug Therapy for symptoms associated with anxiety in adult palliative care patients (review) The Cochrane Library 2012, Issue 10.

Het juiste antwoord is C: toevoegen van een corticosteroïd.

De behandeling van pijnlijke botmetastasen kan zowel niet-medicamenteus als medicamenteus gebeuren. In eerste instantie zal gekeken dienen te worden of niet-medicamenteuze behandeling door bijvoorbeeld bestraling mogelijk is. Radiotherapie is een belangrijke behandelmodaliteit bij pijn veroorzaakt door kanker, zowel ten gevolge van de primaire tumor als van (bot)metastasen. Nu de pijn in de rug op de voorgrond staat, kan bestraling worden gegeven op de pijnlijke wervelmetastase. Dit kan bij recidief pijn eventueel worden herhaald. Het maximale effect treedt op na drie tot vier weken.

Bij onvoldoende effect van bestraling, of in afwachting van de behandeling, kan gestart worden met extra analgetica. Zowel NSAID's – mits niet gecontra-indiceerd – als opioïden kunnen hiervoor gebruikt worden. Er is geen literatuur voorhanden die aantoont dat één van deze soorten analgetica beter is voor botpijnen.

Uit dierexperimentele studies blijkt dat bij botpijn door metastasen ook een neuropathische component meespeelt. Het toenemende gebruik van anti-epileptica bij de behandeling van pijn door botmetastasen wordt door de literatuur bij mensen op dit moment echter nog maar minimaal onderbouwd.

Uit diverse studies blijkt dat het directe effect van corticosteroïden op pijn beperkt tot afwezig is. Er zijn daarentegen wel studies die tonen dat het gebruik van steroïden rond radiotherapie kan helpen tegen het optreden van zogenaamde 'pain flare', een opleving van de pijn ten gevolge van bestralingseffecten. Daarnaast worden steroïden vaak succesvol ingezet bij pijnen ten gevolge van weefselzwelling. Het effect berust dan op de afname van de (kapsel)rek.

In deze casus is het toevoegen van een corticosteroïd dan ook alleen zinvol als aanvullende behandeling bij bestraling.

Bronnen
- Richtlijn Diagnostiek en behandeling van pijn bij patiënten met kanker, 2015.
- KNMP Kennisbank.

■ CASUS 10 - ANTWOORD

Het juiste antwoord is B: duloxetine 2 dd 30 mg.

In deze casus is er sprake van neuropathische pijn, waarschijnlijk ten gevolge van de behandeling met oxaliplatin. De diagnose kan gesteld worden op basis van de anamnese en het lichamelijk onderzoek, waarbij zowel kenmerken van verminderd functioneren van de zenuwen (verminderde sensibiliteit) als van overgevoeligheid van de zenuwen (versterkt warmte- en koude-gevoel, verlaagde pijndrempel, pijnlijk gevoel bij niet-pijnlijke prikkels) aanwezig kunnen zijn.
Zo nodig kunnen screeningsinstrumenten worden gebruikt, zoals de PainDetect of de DN4, welke beide voor de Nederlandse taal gevalideerd zijn.

Hoewel alle in de antwoorden genoemde middelen effectief kunnen zijn tegen neuropathische pijn, wordt in de internationale richtlijnen geadviseerd te starten met antidepressiva of anti-epileptica, en pas in tweede instantie een (zwak) opioïd toe te voegen.

In de richtlijn Pijn bij patiënten met kanker wordt voor chemotherapie-geïnduceerde neuropathische pijn duloxetine, gabapentine of pregabaline geadviseerd. Bij oxaliplatin-geïnduceerde neuropathische pijn kan ook venlafaxine overwogen worden.

Om deze reden is antwoord B, starten met duloxetine, in deze situatie de beste keus. In tweede instantie komt, voor neuropathische pijn, tramadol in aanmerking, terwijl sterk werkende opioïden in deze situatie pas de derde keus zijn.

Met betrekking tot cannabis zijn er studies die laten zien dat cannabinoïden effectief kunnen zijn bij pijn bij kanker, maar het is onbekend of er ook een specifiek effect op neuropathische pijn is. Het middel kan gekozen worden als andere farmaca onvoldoende effect hebben.

Bronnen

- Attal N, et al. EFNS guidelines on the pharmacological treatment of neuropathic pain: 2010 revision. Eur J Neurol 2010, 17: 1113–1123. doi:10.1111/j.1468-1331.2010.02999.x.
- Richtlijn Diagnostiek en behandeling van pijn bij patiënten met kanker, 2015

Het juiste antwoord is C: sennosiden A+B 1 dd 10-20 ml toevoegen.

Bij obstipatie wordt weinig frequent en met moeite ontlasting geproduceerd. Meestal is de ontlasting hard, maar dit is niet altijd het geval.

Obstipatie is een veel voorkomende klacht (50% van hospicepatiënten) en dit kan de kwaliteit van leven aanzienlijk verminderen: misselijkheid, braken, buikpijn, bekkenbodempijn en krampen kunnen de onaangename gevolgen zijn van obstipatie.
Er zijn vele oorzaken aan te wijzen, zoals:

- inactiviteit en algehele zwakte
- vezelarm dieet
- te geringe vochtinname, dehydratie
- darmobstructie (passagestoornissen)
- compressie van ruggenmerg, cauda equina of plexus lumbosacralis door tumor
- verwardheid (delier)
- depressie
- hypercalciëmie
- medicamenteus:
  - opioïden
  - anticholinergica of medicatie met anticholinerge werking (hyoscine, fenothiazines, tricyclische antidepressiva, antiparkinsonmiddelen)
  - antacida
  - diuretica;
  - anticonvulsiva
  - 'ijzer'preparaten
  - antihypertensiva
  - vincristine
  - 5-HT3-antagonisten
- Andere, niet-kanker gerelateerde aandoeningen, zoals aambeien of fissuren.

Veel mensen schromen te spreken over obstipatie.
Het is echter van belang het defecatiepatroon te bespreken en vast te leggen: wat is het normale defecatiepatroon, is de defecatie pijnlijk, wat is de vorm en consistentie van de ontlasting? De Bristol Stoelgangschaal kan als hulpmiddel gebruikt worden.

Bij het voorschrijven van opioïden moet preventief een laxans worden voorgeschreven.
Orale laxantia hebben de voorkeur en moeten regelmatig ingenomen worden.

Obstipatie bij gebruik van opioïden treedt op als gevolg van:
- afname van de propulsieve peristaltiek van dunne darm en colon
- versterkte segmentele contracties van dunne darm en colon

- verminderde secretie van vocht in dunne darm en colon
- versterkte absorptie van water en elektrolyten in dunne darm en colon
- een verhoogde tonus van de ileocoecale overgang en de anale sfincter
- afgenomen defecatiereflex ten gevolge van verminderde gevoeligheid van de ampulla recti voor de vullingsgraad.

Veel drinken, actieve mobilisatie (indien mogelijk) en een vezelrijk dieet zijn de eerste stappen bij de behandeling van obstipatie. Verder moet gelet worden op voldoende privacy.

Medicamenteuze behandeling:
Het effect en gebruiksgemak van laxantia verschillen per patiënt. Er is weinig vergelijkend onderzoek gedaan naar de effectiviteit van de verschillende laxantia.

Bij harde ontlasting wordt doorgaans eerst gekozen voor macrogol/elektrolyten of magnesiumoxide tabletten. Alternatieven zijn lactulose of lactitol.

Bij onvoldoende resultaat kunnen sennosiden A+B of bisacodyl toegevoegd worden.
Bij zachte ontlasting (zoals bij patiënt in de casus) worden bisacodyl oraal/ supp. of sennosiden A+B gegeven.
Bij ernstige obstipatie door opioïden kan methylnaltrexon subcutaan toegediend worden, indien de preventie met orale laxantia onvoldoende effect heeft.
Methylnaltrexon is een opioïdreceptorantagonist met selectieve werking op de μ-receptor. Het heeft tevens een geringere affiniteit voor de κ-receptor. Het heeft voornamelijk een perifere werking. Hierdoor verbetert het de verstoorde darmmotiliteit door opioïdgebruik zonder beïnvloeding van de centraal analgetische werking. De werking treedt binnen 30–60 minuten op en de werkingsduur is 4 uur.
Het wordt om de andere dag subcutaan toegediend en de dosis is afhankelijk van het lichaamsgewicht. Gebruik wordt niet aanbevolen bij ernstige leverinsufficiëntie of nierinsufficiëntie met dialyse en voorzichtigheid is geboden bij colostomie, peritoneale katheter, actieve diverticulaire aandoening, laesies van het maag-darmkanaal of fecale impactie.
De belangrijkste bijwerkingen (> 10%) zijn buikpijn, misselijkheid, flatulentie en diarree.
Verder is maag-darmperforatie gemeld.

Bij een vol rectum of harde feces in het rectum worden klysma's gegeven.

De *European Consensus Group on Constipation in Palliative Care* beveelt het volgende algoritme aan:

Prophylaxis and ongoing assessment of bowel pattern

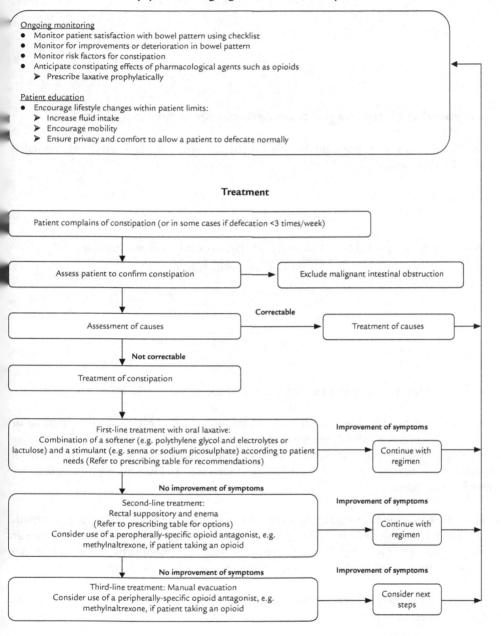

Ongoing monitoring
- Monitor patient satisfaction with bowel pattern using checklist
- Monitor for improvements or deterioration in bowel pattern
- Monitor risk factors for constipation
- Anticipate constipating effects of pharmacological agents such as opioids
  - ➤ Prescribe laxative prophylatically

Patient education
- Encourage lifestyle changes within patient limits:
  - ➤ Increase fluid intake
  - ➤ Encourage mobility
  - ➤ Ensure privacy and comfort to allow a patient to defecate normally

Treatment

Patient complains of constipation (or in some cases if defecation <3 times/week)

Assess patient to confirm constipation → Exclude malignant intestinal obstruction

Assessment of causes — Correctable → Treatment of causes

Not correctable

Treatment of constipation

First-line treatment with oral laxative:
Combination of a softener (e.g. polythylene glycol and electrolytes or lactulose) and a stimulant (e.g. senna or sodium picosulphate) according to patient needs (Refer to prescribing table for recommendations)

Improvement of symptoms → Continue with regimen

No improvement of symptoms

Second-line treatment:
Rectal suppository and enema
(Refer to prescribing table for options)
Consider use of a peropherally-specific opioid antagonist, e.g. methylnaltrexone, if patient taking an opioid

Improvement of symptoms → Continue with regimen

No improvement of symptoms

Third-line treatment: Manual evacuation
Consider use of a peripherally-specific opioid antagonist, e.g. methylnaltrexone, if patient taking an opioid

Improvement of symptoms → Consider next steps

Bronnen
- Richtlijnen, symptomen Obstipatie (2.0) IKNL 2009 via www.pallialine.nl.
- European Consensus Group on Constipation in Palliative Care. The management of constipation in palliative care: clinical practice recommendations. Palliat Med. 2008; 22: 796-807.
- Candy B et al. Laxatives for the management op constipation in people receiving palliative care (review) The Cochrane Library 2015, Issue 5.

■ CASUS 12 - ANTWOORD

Het juiste antwoord is B: toevoegen transdermaal fentanyl 12 µg/uur.

Bij patiënte is sprake van een aanzienlijke nierfunctiestoornis. De berekende glomerulaire filtratiesnelheid (GFR) bedraagt 32,7 ml/min.

Cockkroft-Gaultformule:

Voor vrouwen: Cl_{kreat} (ml/min) = $\dfrac{1,045 \times (140 - \text{leeftijd [jaren]}) \times \text{lichaamsgewicht [kg]}}{\text{serum-creatinine [µmol/l]}}$

Voor mannen: Cl_{kreat} (ml/min) = $\dfrac{1,23 \times (140 - \text{leeftijd [jaren]}) \times \text{lichaamsgewicht [kg]}}{\text{serum-creatinine [µmol/l]}}$

Deze nierfunctiestoornis heeft consequenties voor het voorschrijven van sterke opioïden.

Morfine wordt in de lever gemetaboliseerd tot actieve metabolieten, met name morfine-3-glucuronide (M3G) en morfine-6-glucuronide (M6G), die renaal geklaard worden. Stapeling van M6G kan leiden tot een overdosering (M6G is sterker analgetisch dan morfine). Stapeling van M3G kan leiden tot centrale bijwerkingen. Bij matige tot ernstige nierfunctiestoornissen (GFR < 50 ml/min) wordt het gebruik van morfine ontraden.

Oxycodon wordt in de lever voor 3% omgezet in oxymorfon en vervolgens in oxymorfon-3-glucuronide (O3G) en oxymorfon-6-glucuronide (O6G), die renaal geklaard worden. Theoretisch zou ook hiervan stapeling kunnen optreden. Over het gebruik van oxycodon bij nierinsufficiëntie zijn echter onvoldoende gegevens bekend. Het gebruik bij nierinsufficiëntie wordt afgeraden.

Fentanyl heeft geen actieve metabolieten en kan zonder dosisaanpassing worden toegediend aan patiënten met nierfunctiestoornissen.

Bron
- Richtlijn Diagnostiek en behandeling van pijn bij patiënten met kanker, 2015.

Het juiste antwoord is D: u stuurt haar in voor verder onderzoek, met name voor een gastroscopie.

Bij de behandeling van een symptoom moet u zich altijd afvragen wat de oorzaak is, of u een behandeling kunt geven, die specifiek op die oorzaak gericht is, en of deze behandeling haalbaar, zinvol (mede gelet op de levensverwachting) en door de patiënt gewenst is.

De belangrijkste oorzaken van misselijkheid en braken in de palliatieve fase zijn:

1. Vertraagde maagontlediging (ca. 40%):
   - gastroparese ten gevolge van invasie door tumor, medicamenten (onder andere opioïden), paraneoplastisch, comorbiditeit zoals diabetes mellitus of na gastrectomie
   - gastritis of ulcus
   - opvulling van de maag door tumor of druk op de maag van buitenaf
   - obstructie van de maaguitgang of het duodenum.
2. Andere abdominale oorzaken (ca. 30%):
   - Obstipatie
   - peritonitis carcinomatosa, ileus
   - ascites
   - levermetastasen
   - pancreatitis, cholecystitis, hepatitis, galstenen, nierstenen
3. Metabole oorzaken (ca. 30%):
   - medicamenten, onder andere opioïden, chemotherapeutica
   - elektrolytstoornissen (hypercalciëmie, hyponatriëmie)
   - alcoholgebruik
   - nier- of leverinsufficiëntie.
4. Cerebrale oorzaken (7%):
   - hersenmetastasen of meningitis carcinomatosa
   - heftige pijn
   - invloeden van geur of reuk
   - psychische invloeden (angst, spanning).
5. Vestibulaire oorzaken (zeldzaam):
   - medicamenteus (aspirine, opioïden)
   - aandoeningen van het labyrint
   - tumoren van het binnenoor.

Nogal eens spelen meerdere factoren een rol bij dezelfde patiënt.

Met de gegevens die u op grond van de voorgeschiedenis, de anamnese en het lichamelijk onderzoek tot uw beschikking heeft, zijn een groot aantal van genoemde oorzaken onwaarschijnlijk. Patiënt gebruikt weliswaar morfine, maar zit al een paar weken op een stabiele dosering. Er is geen sprake van obstipatie, levermetastasen, ascites of ileus. Zowel een hypercalciëmie als hersenmetastasen worden vrijwel nooit gezien bij een pancreascarcinoom.

Dan blijft de mogelijkheid van druk op het duodenum over. De pancreas bevindt zich in de bocht van het duodenum en het komt regelmatig voor dat deze in het duodenum doorgroeit en daar een obstructie veroorzaakt. U leest de brief van de internist nog eens na. Daarin wordt bij het verslag van de CT-scan inderdaad melding gemaakt van een tumor in de pancreas vlak bij het duodenum.

Uw werkhypothese is derhalve: braken op grond van obstructie van het duodenum door doorgroei van het pancreascarcinoom. De anamnese (het heftig braken van voedselresten in aansluiting op het eten) en de bevindingen bij lichamelijk onderzoek (opgezette linker bovenbuik, passend bij een maagretentie) passen daarbij.

Het zal duidelijk zijn dat een medicamenteuze benadering van dit probleem geen effect zal sorteren. De mechanische obstructie wordt er immers niet mee opgelost. U bespreekt de mogelijkheid van een stentplaatsing in het duodenum met patiënte. Dit is een relatief kleine ingreep, waarmee vaak een goede en blijvende palliatie bereikt kan worden. De levensverwachting (enkele maanden) en de algemene toestand van patiënte sluiten deze ingreep zeker niet uit. Na uitleg stemt patiënt in met verwijzing.

U overlegt met de internist en patiënte wordt met spoed opgenomen. Er wordt een maaghevel ingebracht, waarbij een grote hoeveelheid maaginhoud afloopt. De MDL-arts verricht de volgende dag een gastroscopie, waarbij het vermoeden van obstructie van het duodenum door tumor wordt bevestigd. Er wordt een stent ingebracht, die goed blijkt te functioneren. Patiënte wordt de volgende dag ontslagen. Zij leeft daarna nog 3 maanden. Er doen zich geen problemen meer voor als gevolg van obstructie van het duodenum.

Bron

- Richtlijnen, symptomen Misselijkheid en Braken (4.0) IKNL 2014 via www.pallialine.nl

Het juiste antwoord is C: u stopt dexamethason en start met levomepromazine.

Net als bij casus 13 is de eerste vraag of er een behandelbare oorzaak van de misselijkheid en het braken is. Wanneer u de lijst met oorzaken van misselijkheid en braken (zie casus 13) langsloopt, lijkt de peritonitis carcinomatosa de meest waarschijnlijke oorzaak. Behandeling daarvan (in de vorm van palliatieve chemotherapie) is bij patiënte niet meer aan de orde. Het beleid is derhalve geheel symptomatisch.

Het optreden van misselijkheid en braken wordt gereguleerd door het braakcentrum, gelokaliseerd in de hersenstam. Het braakcentrum krijgt input uit de buik (via de n. vagus), de zogenaamde chemoreceptor triggerzone (een kern in de hersenstam, vlak bij het braakcentrum), het evenwichtsorgaan en de hogere corticale centra. Hierbij zijn verschillende neurotransmitters en receptoren betrokken, zoals dopamine-, serotonine (of 5HT3)-, neurokinine-, histamine- en acetylcholine-receptoren.
De volgende middelen worden als anti-emetica gebruikt:
- dopamine-antagonisten: remmen centrale dopamine-receptoren in de chemoreceptor triggerzone (metoclopramide, domperidon, haloperidol)
- prokinetica: bevorderen de maagontlediging door remming van dopaminereceptoren (metoclopramide, domperidon) en de cholinerge receptoren (alleen metoclopramide) in de maag
- serotonine (5HT3)-antagonisten (ondansetron, granisetron, tropisetron, palonosetron, metoclopramide in hoge doseringen)
- neurokinine-antagonisten (aprepitant, fosaprepitant)
- corticosteroïden (dexamethason) (werking onbekend)
- antihistaminica (cyclizine)
- anticholinerge middelen (scopolaminebutyl, scopolamine)
- levomepromazine en olanzapine (zowel antidopamine als antiserotonerge, antihistaminische en anticholinerge werking)
- antisecretoire middelen (octreotide, lanreotide (vooral toegepast bij ileus, zie casus 16).

Meestal worden metoclopramide of domperidon als eerste stap gegeven en dexamethason als tweede stap. Patiënte heeft beide middelen gebruikt met onvoldoende effect.
Van behandeling met haloperidol (een dopamine-antagonist) mag in deze situatie weinig of niets verwacht worden. Patiënte heeft al een dopamine-antagonist (metoclopramide) gehad en er is geen reden om te veronderstellen dat haloperidol zou werken als metoclopramide (in adequate doseringen) onvoldoende effect heeft gehad.
Zowel klinische ervaring als onderzoek laat zien dat levomepromazine (dat overigens niet geregistreerd is voor de behandeling van misselijkheid en braken) in lage doseringen (bijvoorbeeld 6,25 mg po, a.n.) een effectief middel is bij de behandeling van therapieresistente misselijkheid en braken. De goede werking van levomepromazine hangt vermoedelijk samen met het feit dat het op meerdere van bovengenoemde neurotransmitters aangrijpt. Dat geldt ook voor olanzapine (niet genoemd bij de mogelijke antwoorden); in de praktijk wordt levomepromazine voor deze indicatie veel vaker toegepast. De belangrijkste bijwerking van levomepromazine is sufheid. Het wordt niet vergoed, maar is goedkoop.

Serotonine-antagonisten (ondansetron of granisetron) en cyclizine zijn alternatieven in deze situatie. Serotonine-antagonisten hebben echter obstipatie als hinderlijke bijwerking. Cyclizine (een antihistaminicum en zwak anticholinergicum) wordt in Nederland weinig gebruikt.

U start behandeling met levomepromazine. Dexamethason wordt afgebouwd en uiteindelijk gestaakt. De klachten over misselijkheid nemen af en zijn beter te verdragen voor patiënte.

Bronnen

- Davis MP, Hallerberg GA. Systematic review of the treatment of nausea and/or vomiting in cancer unrelated to chemotherapy. J Pain Symptom Manage 2010; 39: 756-767.
- Richtlijnen, symptomen Misselijkheid en Braken (4.0) IKNL 2014 via www.pallialine.nl

CASUS 15 - ANTWOORD

Het juiste antwoord is D: combinatie van een serotonine-antagonist, dexamethason en aprepitant.

Misselijkheid en braken behoren tot de meest belastende bijwerkingen van chemotherapie.
Er wordt onderscheid gemaakt tussen het acuut optreden van misselijkheid en braken (binnen 24 uur na toediening) en het vertraagde optreden ervan (>24 uur na toediening); waarschijnlijk spelen hierbij verschillende mechanismen een rol.
In beide situaties spelen dopamine, serotonine en neurokinine-1 een belangrijke rol als neurotransmitters (zie toelichting bij casus 14).
Bij chemotherapie kan ook anticipatoire misselijkheid of braken optreden. Als gevolg van klassieke conditionering kan een associatie optreden tussen chemotherapie en misselijkheid en braken, waarbij alle stimuli die door tijd of plaats geassocieerd zijn met de chemotherapie misselijkheid of braken kunnen doen ontstaan voordat er daadwerkelijk een toediening heeft plaatsgevonden.
Het optreden van misselijkheid en braken is sterk afhankelijk van de aard en van de dosering van de gebruikte middelen. Er wordt onderscheid gemaakt tussen:

- sterk emetogene middelen (dat wil zeggen middelen die een grote kans geven op misselijkheid en braken), zoals cisplatinum
- matig emetogene middelen, zoals carboplatin, doxorubicine (= adriamycine), epirubicine, cyclofosfamide, etoposide, irinotecan, oxaliplatin en temozolomide
- weinig of niet-emetogene middelen, zoals capecitabince, docetaxel, 5-fluoro-uracil, gemcitabine en paclitaxel.

Cisplatinum (zowel monotherapie als in combinatiechemotherapie) en anthracycline-bevattende combinatiechemotherapie worden beschouwd als sterk emetogeen.
Andere factoren die de kans op het optreden van misselijkheid en braken na chemotherapie kunnen verhogen zijn vrouwelijk geslacht, jongere leeftijd, gevoeligheid voor misselijkheid (bijvoorbeeld in zwangerschap of wagen- of zeeziekte), angst/spanning en slechte eerdere ervaringen met chemotherapie.
Bij sterk en matig emetogene chemotherapie wordt standaard een combinatie van een serotonine-antagonist (meestal ondansetron of granisetron) en dexamethason gegeven ter preventie van misselijkheid en braken. Daarnaast worden metoclopramide of domperidon (allebei een dopamine-antagonist) gebruikt.
Aprepitant is een neurokinine-1 antagonist die bij sterk emetogene chemotherapie extra bescherming biedt tegen misselijkheid en braken.
Een optimale bescherming tegen misselijkheid en braken vanaf de eerste kuur is van groot belang om conditionering te voorkomen. Toch lukt dat niet altijd en treedt er soms ook anticipatoire misselijkheid en braken op. In dat geval worden er naast de reguliere anti-emetica benzodiazepines gegeven om angst en spanning (en de invloed daarvan op het optreden van misselijkheid en braken) tegen te gaan.

In het geval van bovengenoemde patiënte is gekozen voor de combinatie van dexamethason iv (op de dag van toediening van de chemotherapie), ondansetron po (op de dag van toediening en de dag erna) en aprepitant po (op de dag van toediening en twee dagen erna). Daarnaast gebruikte zij in de dagen na de chemotherapie soms ook metoclopramide.

Patiënte heeft de FEC-kuren redelijk verdragen. De eerste 2 dagen had ze weinig of geen last, maar daarna voelde ze zich wat misselijk, zonder dat ze hoefde over te geven. Na 4 dagen verdween de misselijkheid weer helemaal. De preventieve behandeling met de drie soorten anti-emetica heeft dus een redelijk goed effect gehad.

Bron

- Roila F, Herrstedt J, Aapro M, et al. Guideline update for MASCC and ESMO in the prevention of chemotherapy- and radiotherapy-induced nausea and vomiting: results of the Perugia consensus conference. Ann Oncol 2010; 21 (Suppl 5): 232-243.

Het juiste antwoord is C: mechanische ileus, hevelsonde en haloperidol tegen de misselijkheid en het braken en scopolaminebutyl sc tegen de krampende buikpijnen.

Metoclopramide en domperidon werken niet alleen als anti-emeticum door remming van centrale dopaminereceptoren in de chemoreceptor trigger zone, maar stimuleren ook de peristaltiek door stimulatie van acetylcholine uit de plexus myentericus. Bevordering van de peristaltiek tegen een volledige darmobstructie kan leiden tot (toename van) krampende buikpijn. In dat geval wordt haloperidol als anti-emeticum geadviseerd: haloperidol werkt wel anti-emetisch door zijn centrale dopamine-remming in de chemoreceptor trigger zone, maar niet prokinetisch.

Scopolaminebutyl is een anticholinergicum dat door een vermindering van secretie, peristaltiek en tonus van de darm de klachten van krampende buikpijn kan verminderen. Combinatie met metoclopramide en domperidon wordt niet aanbevolen omdat het anticholinerge effect van scopolaminebutyl het acetylcholine stimulerend effect van de metoclopramide en domperidon tegengaat. Scopolaminebutyl heeft oraal en rectaal een biologische beschikbaarheid van minder dan 1%. Wanneer men effect beoogt te verwachten met dit middel, dient toediening dus altijd parenteraal te geschieden. De pleister met gereguleerde afgifte (scopolamine) heeft als voordeel een makkelijke toedieningsweg, maar als nadelen een trager intredend effect en een verhoogd risico op delier door passage van de bloed-hersenbarrière door het missen van de butyl-groep.

Ondansetron is een serotonine-antagonist, waarvan het anti-emetisch effect vooral optreedt bij misselijkheid en braken ten gevolge van chemotherapie of nierfalen. Voor andere vormen van misselijkheid en braken is het slechts dan te overwegen wanneer andere vormen van mono- of combinatietherapie falen. Daarnaast moet bij een dreigende ileus gewaakt worden voor het obstiperend effect van de serotinine-antagonisten.

Een maaghevel geeft bij aanhoudende misselijkheid en braken bij een ileus vaak een goed en snel effect, daar waar het effect van medicatie vaak langer op zich laat wachten. Een ander voordeel is dat de patiënt nog vrij kan drinken. Het ingenomen vocht verlaat weliswaar via de maaghevel weer het lichaam, maar geeft toch een ervaren verlichting van vaak optredende dorstgevoelens.

Wanneer een maaghevel door een patiënt als hinderlijk wordt ervaren of wanneer misselijkheid en braken persisteren, kan een somatostatine analoog, zoals octreotide, geprobeerd worden. Dit remt de productie van diverse gastrointestinale hormonen en vermindert de darmmotiliteit en de mesenteriale doorbloeding, waardoor de productie van maag- en darmvocht afneemt.

Eventueel kan een proefbehandeling met dexamethason nog effect sorteren door oedeemreductie rond de tumor en zijn anti-emetisch effect.

Bronnen

- Richtlijnen, symptomen Ileus (2.0) IKNL 2009 via www.pallialine.nl
- Richtlijnen, symptomen misselijkheid en braken (4.0). IKNL 2014 via www.pallialine.nl
- KNMP Kennisbank
- Farmacotherapeutisch kompas

■ CASUS 17 - ANTWOORD

Het juiste antwoord is C: toevoegen van kortwerkend oxycodon 5 mg een half uur voor de verzorging.

Ook in deze casus is er sprake van doorbraakpijn.
(Zie voor een uitleg en algemene behandelprincipes casus 3).

Het verhogen van langwerkende preparaten heeft het nadeel dat een groot deel van de dag meer pijnstilling wordt gegeven dan dat er behoefte is. Hierdoor kunnen de bijwerkingen toenemen, wat de therapietrouw en het vertrouwen van de patiënt in de medicatie kan schaden. Om deze reden zijn het toevoegen van adjuvante medicatie en het ophogen van de langwerkende oxycodon geen zinvolle acties.

Algemeen wordt aangehouden om voor doorbraakpijn 1/6 van de dagdosis te geven als kortwerkend preparaat. Dit kan zijn in de vorm van kortwerkende formuleringen of door subcutane of intraveneuze toediening. Een wetenschappelijke basis voor dit doseringsadvies ontbreekt echter, zodat het effect van de doorbraakdosis moet worden geëvalueerd en zo nodig individueel aangepast.

Het is niet noodzakelijk voor doorbraakpijn hetzelfde preparaat te kiezen als voor de continue pijnbehandeling, al is dit vaak wel praktischer. Het voorkomt ook mogelijk lastige omrekeningen. Vaak wordt de keuze mede bepaald door de mogelijke toedieningsweg. Daarnaast kan de keuze worden bepaald door de gewenste snelheid van inwerken. Orale preparaten hebben ongeveer een half uur tot 40 minuten nodig voor intreden van een relevant effect. Subcutane toediening kan binnen 15 minuten effect sorteren. Als een sneller effect gewenst is, kan worden overgegaan op de sinds enige tijd op de markt zijnde transmucosale preparaten, de zogenaamde ROO's (Rapid Onset Opioids). In deze situatie, waarin de doorbraakpijn voorspelbaar is, wordt als eerste keus een kortwerkend (oraal) preparaat geadviseerd.

Doorbraakmedicatie dient op een zo nodig basis gegeven te worden en in principe altijd beschikbaar te zijn. Indien blijkt dat de patiënt regelmatig (vaker dan 4 keer per dag) van de doorbraakmedicatie gebruikmaakt, is het verstandig de dosis van de gebruikte doorbraakdosering toe te voegen aan de achtergrondmedicatie.

Bron
- Richtlijn Diagnostiek en behandeling van pijn bij patiënten met kanker, 2015.

Het juiste antwoord is D: haloperidol 2 dd 1 mg toevoegen en dan bekijken of de medicatie verder aangepast kan worden.

Patiënte heeft zeer waarschijnlijk een beginnend delier. Een delier is een uiting van diffuse cerebrale ontregeling en kenmerkt zich door een bewustzijnsstoornis die in korte tijd (uren of dagen) ontstaat, in de loop van de dag fluctueert en gepaard gaat met een verandering in de cognitieve functie. Een delier komt vaak voor; in de terminale fase bij 85-90% van de patiënten.

Deze patiënte heeft minimaal 1 predisponerende factor: leeftijd > 70 jaar en minstens twee luxerende factoren: toevoegen van amitriptyline en verhoging van de dosis fentanyl.
Daarnaast gebruikt ze furosemide en digoxine. Beide middelen hebben een anticholinerg effect:

medicatie	anticholinerge activiteit (in atropine-equivalent)
furosemide	0,22
digoxine	0,25

En delier is in ongeveer de helft van de gevallen reversibel. De behandeling is dan ook gericht op het zo mogelijk corrigeren van luxerende factoren: behandelen van infecties, corrigeren elektrolytstoornissen (hypo- of hyperglycemie hypercalciëmie), opheffen obstipatie/urineretentie enzovoort.

Daarnaast moet zorgvuldig naar de medicatie gekeken worden: zowel het starten als het stoppen van medicatie met anticholinerge (bij)werking en corticosteroïden kunnen een delier luxeren. Denk ook aan benzodiazepines.

Niet-medicamenteuze interventies worden bepaald door de symptomen die op de voorgrond staan; denk aan angst, desoriëntatie, wanen of hallucinaties, overgevoeligheid voor prikkels of motorische onrust. Een veilige omgeving is van wezenlijk belang.

Medicamenteuze behandeling

Haloperidol is het middel van eerste keuze. De onderhoudsdosering is 1-5 mg/24 uur met een maximum van 20 mg/24 uur (bij orale toediening) of 10 mg/24 uur (bij parenterale toediening).
Bij de ziekte van Parkinson is haloperidol gecontra-indiceerd. In dat geval wordt clozapine gegeven. De gebruikelijke dosis is 2 dd 12,5 mg.
Alternatieven voor haloperidol zijn olanzapine 1- 2 dd 2,5 -10 mg, risperidon 2 dd 0,5 -1 mg of quetiapine 1 – 2 dd 12,5 - 50 mg.

Bij deze patiënte, > 70 jaar, is de begindosis amitriptyline vrij hoog. Daarnaast is ook de dosis van het opioïd onlangs verhoogd. Het staken van de amitriptyline en verlagen van het opioïd zal naar alle waarschijnlijkheid de pijn doen terugkeren in de fase waarin het effect van de bestraling nog niet duidelijk is. Lorazepam zou het delier kunnen verergeren.

Symptoombestrijding is nu op zijn plaats, naast het opnieuw bekijken van de medicatie. Verder onderzoek naar een mogelijke andere oorzaak wil patiënte niet.

Men zou in overleg met patiënte kunnen kiezen voor nortriptyline in plaats van amitriptyline, omdat het minder anticholinerge bijwerkingen heeft.

Bronnen

- Richtlijnen, symptomen Delier (3.0) IKNL 2010 via www.pallialine.nl
- GEBU: geneesmiddelen en ouderen; het delirium. O.J. de Vries, mw. E.J.M. van Melick. Nr. 07- 01 juli 2002.

Het beste antwoord is A: U start gabapentine driemaal per week 100 mg.

Jeuk is een veel voorkomend symptoom bij patiënten met terminale nierinsufficiëntie. Tot op heden is de oorzaak van de jeuk niet opgehelderd. Er zijn verschillende ideeën over de pathogenese. Mogelijke veronderstelde pruritogene factoren zijn parathyroïd hormoon, histamine en een disbalans tussen de antagonistisch werkende μ- en κ-opioïd receptoren. Daarnaast speelt wellicht ook een micro-inflammatie in de huid en systemisch een rol.

De therapeutische mogelijkheden zijn beperkt. Naast lokale behandelingen met emmollientia zoals bijvoorbeeld cetomacrogol crème FNA of ungentum leniens FNA zijn verschillende medicamenteuze behandelingen onderzocht. Uitgaande van de disbalans tussen μ- en κ-opioïd receptoren, is de werkzaamheid van naltrexon onderzocht. De resultaten van 2 verrichte gerandomiseerde studies geven tegenstrijdige resultaten: 1 studie bleek in bijna 30% verlichting te geven van de jeuk, maar in de andere studie bleek er geen significant verschil te zijn tussen placebo en naltrexon. Er zijn ook placebogecontroleerde studies gedaan naar het effect van gabapentine. In deze beide studies blijkt er een forse afname van jeuk op te treden. In de huidige richtlijn van Pallialine wordt jeuk door nierfalen niet separaat beschreven en dus gabapentine niet vermeld. In de richtlijn van Pallialine wordt behandeling met paroxetine 1 dd 20 mg (in opbouwend schema) als symptomatische behandeloptie bij jeuk door overige oorzaken genoemd. Bij onvoldoende effect kan mirtazapine 1 dd 15-30 mg worden toegevoegd.

Bronnen
- Richtlijnen, symptomen Jeuk (2.0) IKNL 2010 via www.pallialine.nl.
- Mettang T. Pruritis in Renal Disease, uit NCBI Bookshelf, Chapter 5.

■ CASUS 20 - ANTWOORD

Het juiste antwoord is D: U geeft uitleg dat aanvullende voeding geen verbetering van kwaliteit van leven zal geven en het ziektebeloop niet zal beïnvloeden.

Bij patiënt is er sprake van anorexie-cachexie syndroom. Dit is een multifactorieel syndroom als gevolg van een onderliggende ziekte, dat wordt gekenmerkt door de combinatie van anorexie, cachexie, sarcopenie en asthenie. Dit komt in de palliatieve fase frequent voor en zeker in de terminale fase. Het is belangrijk zich te realiseren dat er ook bij overgewicht wel degelijk sprake kan zijn van het anorexie-cachexie syndroom. Het is belangrijk om de oorzaak van het gewichtsverlies te achterhalen. Als het ontstaat door verminderde inname van voedingsstoffen, is voedingsinterventie een goede aanpak. Gewichtsverlies kan ook het gevolg zijn van metabole veranderingen in het lichaam. Hierbij blijken cytokines, zoals bijvoorbeeld TNF-alfa, IL-1, IL-6 en IFN-gamma een rol te spelen. De metabole stoornissen bestaan uit een normaal of verhoogd metabolisme, toename van spier-, vet- en eiwitafbraak en verhoogde productie en gebruik van glucose. Voedingsinterventies zullen in deze situatie geen effect hebben op de klachten. Het is van groot belang om dit goed te bespreken met patiënt en zijn naasten. Voeding wordt door de naaste als een belangrijk onderdeel van de zorg beschouwd en soms leeft de opvatting dat de patiënt moet eten omdat hij anders dood gaat. Het niet meer eten is in de terminale fase een natuurlijk proces van het sterven dat de dood niet bespoedigt.

Afhankelijk van de levensverwachting kunnen er verschillende interventies overwogen worden. Indien de levensverwachting nog meer dan 2-3 maanden is, is een behandeling met progestativa zoals megestrolacetaat 480-800 mg te overwegen. Dit kan binnen 1-2 weken tot effect leiden, met name op anorexie en in mindere mate op gewichtsverlies. Deze behandeling wordt gecombineerd met voedingsinterventies.
Bij een levensverwachting van minder dan 2-3 maanden kan een behandeling met corticosteroïden overwogen worden: dexamethason 1 dd 4-8 mg of prednisolon 1 dd 30-60 mg. Dit heeft invloed op anorexie, misselijkheid en welbevinden, maar niet op het gewicht. Het effect neemt af na een aantal weken en er kunnen ook bijwerkingen optreden.
Voor het gebruik van visolie is geen eenduidig bewijs in gerandomiseerd onderzoek. In de casus lijkt gezien de beperkte levensverwachting de beste optie om alleen ondersteunende informatie te geven aan patiënt en zijn echtgenote, waarbij eventueel ook nog een behandeling met corticosteroïden overwogen zou kunnen worden.

Bron
-    Richtlijnen, symptomen Anorexie en Gewichtsverlies (3.0) IKNL 2014 via www.pallialine.nl.

Het goede antwoord is D: U maakt ruimte om haar zo spoedig mogelijk te bezoeken en roteert naar fentanyl.

In principe lijken alle argumenten goed beredeneerd. Bij antwoord A kiest u om uit het vaarwater van de specialist te blijven. Tenslotte is uw behandeling recent door hem gewijzigd, is zij onder zijn behandeling en ontstaat er makkelijk verwarring als er meerdere kapiteins in dit kwetsbare systeem gaan sturen. Ook het antwoord B raakt een belangrijk thema, dat mogelijk niet door de specialist is opgepakt, zonder het beleid van de specialist te frustreren. Zo houdt u als gezinsarts voeling met patiënte en haar psychosociale situatie zonder je met het actuele somatisch medische beleid te bemoeien. Mogelijk kunt u daarin proactieve stappen nemen indien de tijd rijp blijkt te zijn. In C houdt u het beleid in eigen hand en zorgt u onontkoombaar dat de thuiszorg ook een oogje in het zeil gaat houden. Daarnaast krijgt u ook zicht op de nog jonge kinderen en voorkomt dat moeder plotseling wegvalt uit het sociale systeem.

De reden dat u niet voor A moet kiezen, is gelegen in het feit dat bij diarree het ophogen van een oraal langwerkend tablet niet werkt. Bij primaire vormen van diarree is de transitie te snel voor een betrouwbare afgifte van opioïden en is patiënte vooral afhankelijk van het snel werkend preparaat. Bij paradoxe diarree (niet onwaarschijnlijk bij een recidief in het kleine bekken) is de pijn mogelijk veroorzaakt door fecale impactie en zijn de genomen maatregelen contraproductief. U zult zelf moeten gaan kijken wat er aan de hand is. Daarnaast is pijnbehandeling een verantwoordelijkheid van alle betrokken hulpverleners en zal op enigerlei wijze ook de specialist geïnformeerd moeten worden over de veranderingen. Ook blijkt nu onzekerheid wie het aanspreekpunt was voor de pijnbehandeling (huisarts of specialist).

Er zijn omstandigheden waarbij B de beste keuze is, vooral als bij het huisbezoek patiënte in een deplorabele toestand blijk te zijn en u inschat dat insturen de beste kans op herstel biedt of als het sociale systeem niet meer in staat is om de huidige problemen op te vangen. Ook als u niet met zekerheid kan onderscheiden wat er speelt (progressie van tumor en fecale impactie met lage ileus) of opnameproblemen bij 'gewone' diarree kunt u beter insturen. Patiënte is echter eerder gezien door een collega en een obstructie ileus is nu minder waarschijnlijk.

Ook C is niet de beste oplossing. Als u kiest voor rotatie is er blijkbaar slechts sprake van 'gewone' diarree. Door parenterale toediening omzeilt u de resorptieproblemen. Echter bij de berekening is uitgegaan van de verhoogde dosis opioïden die de dienstdoende heeft voorgeschreven (volgens Pallialine: 2 dd 90 oxycodon ≈ 360 mg morfine oraal/24 uur ≈ 120 mg morfine parenteraal/24 uur = 5 mg morfine/uur subcutaan continu). In de herziene richtlijn pijn bij kanker (2015) wordt een omrekenfactor van 1:1,5 gehanteerd in plaats van 1:2. De kans is groot dat u daarmee de patiënte intoxiceert en ook fecale impactie induceert omdat de laxantia gestaakt zijn. Bij normalisatie van de defecatie lopen (orale) laxantia vaak 2 dagen achter. Ook als de diarree doorzet zou de nierfunctie achteruit kunnen gaan met stapeling van actieve metabolieten van morfine als gevolg. Daarnaast legt u haar vast aan een pomp hetgeen niet de enige mogelijke oplossing is voor de huidige problemen.

Forceren van thuiszorg is geen adequaat alternatief voor een rustig gesprek om uw zorgen over de toekomst te kunnen bespreken. Tenslotte weet u niet precies wat zij nu wel of niet geregeld heeft.

Fentanyl transdermaal is een goed alternatief voor problemen bij de resorptie van orale preparaten. Bijkomend voordeel is dat de invloed op het maagdarmkanaal minder uitgesproken is en dat de klaring onafhankelijk van de nierfunctie is. De resorptie is onzeker bij extreem magere mensen, bij fixatieproblemen zoals bij heftig transpireren en kan toegenomen zijn bij koorts of warmteapplicatie (blootstelling aan direct zonlicht, warmte kussens, heet bad enzovoort). De berekening is correct uitgevoerd naar aanleiding van de effectieve dosering voor de diarree volgens de tabellen uit Pallialine maar zou 25% lager uitvallen volgens de herziene richtlijn bij kanker 2015 (waarbij uit gegaan wordt van een omrekenfactor van 1,5 van oxycodon naar morfine). Natuurlijk dient u uit te sluiten dat er sprake is van paradoxe diarree (frequent kleine beetjes, stinkend waterige ontlasting met harde stukjes en aanhoudende aandrang vaak na een periode van moeizame ontlasting of obstipatie). Het heeft geen zin om bij deze rotatie de orale dosering opioïden voort te zetten gedurende de 12 uur dat fentanyl transdermaal nodig heeft om een adequate spiegel op te bouwen. U zult bij deze inwerktijd gebruik moeten maken van fentanyl transmucosaal waarbij u de laagste dosering kiest om te beginnen. Er blijkt namelijk geen relatie te zijn tussen de effectieve dosis transmucosaal en de dosis transdermaal, titreren naar behoefte van de patiënte is de goede oplossing.

Rotatie in het geval van toedieningproblemen is 100% van de effectieve dosis van het andere product. Hierbij kunt u gebruik maken van de omrekentabellen (bijvoorbeeld www.pallialine.nl) of omrekenen naar de totale dosis morfine oraal/24 uur en vervolgens naar het nieuwe product. Bij hogere doseringen speelt in toenemende mate echter fouten in deze tabellen een rol omdat het een vereenvoudiging is van alle verschillen tussen individuen (resorptie, first pass effect, klaring, receptorbinding en gevoeligheid). Een voorbeeld is de verschillende omrekenfactoren die gehanteerd worden door Pallialine en de nieuwe richtlijn bij kanker. In die gevallen is het wijs om te kiezen voor 75% en ruim gebruik te maken van snelwerkende opioïden om verder te kunnen titreren.

Bij rotatie wegens bijwerkingen gebruikt u 75% of minder van de laatste 24 uur-dosis van het oude product voor de berekening van de dosis van het nieuwe product.

Opioïdrotatie een praktische vuistregel

- Indicatie: opioïd gevoelige pijn bij ongunstig effect/bijwerking profiel primaire middel
- Rotatie wordt volledig uitgevoerd: eerste middel staken
- Omrekening volgens terugrekenen naar equipotente dosis morfine oraal van beide middelen
- Start met 75-100% van de berekende dosis van het nieuwe middel als onderhoud
- Geef de mogelijkheid om dit aan te vullen met een 1/6 van de 24 uur-dosis van een kortwerkend oraal opioïd
- Evalueer minimaal dagelijks en stuur medicatie bij waar nodig
- Overweeg bij hoge dagdosis (morfine equipotent meer dan 300 mg oraal/dag) en zeker bij overgang oraal naar parenteraal lager te starten en sneller te evalueren
- Overweeg altijd alternatieven voor behandeling (adjuvante pijnstilling, bijzondere pijn-behandelingtechnieken).

Bron

- Richtlijn Diagnostiek en behandeling van pijn bij patiënten met kanker, 2015.

CASUS 22 - ANTWOORD

Het juiste antwoord is B: U start palliatieve sedatie omdat, ongeacht de mening van de familie, dit in het kader van goed behandelaarschap, het beste het belang van de patiënt dient.

De situatie van de patiënte is dusdanig dat het overlijden op korte termijn, een aantal dagen, te verwachten is. De plotselinge toename van de pijn zou te wijten kunnen zijn aan een pathologische wervelfractuur, of een hypercalciëmie. Diagnostiek en behandeling hiervan door middel van radiotherapie of het geven van bisfosfonaten zal binnen de gestelde levensverwachting geen verbetering geven. Overplaatsing naar een ziekenhuis is derhalve niet zinvol, en was door patiënte ook niet gewenst.

Van verder ophogen van de morfinepomp is met aan zekerheid grenzende waarschijnlijkheid geen goed effect op de pijn te verwachten. De kans daarentegen op ongewenste bijwerkingen zoals een delier of myoclonieën, wordt hiermee wel verhoogd. Dit is dus in deze situatie geen alternatief voor palliatieve sedatie.

Voor het starten van palliatieve sedatie is het van het grootste belang dit uit te leggen en bespreken met de patiënt, en diens toestemming te verkrijgen. Indien de patiënt wilsonbekwaam is, zoals in deze casus, dan dient overlegd te worden met de wettelijke vertegenwoordiger. Volgens de WGBO, is in dit geval de echtgenoot de wettelijk vertegenwoordiger. Echter, indien ondanks goede uitleg over het doel van de sedatie (verlichting van het lijden en geen verkorting van het leven), hier geen overeenstemming over te bereiken is, hebt u als arts alle ruimte om in het belang van de patiënt toch te starten met palliatieve sedatie. De richtlijn palliatieve sedatie suggereert dat overleg met een collega of een consulent palliatieve zorg hier ondersteuning kan bieden.

Bron

- Richtlijn Palliatieve sedatie, Koninklijke Nederlandsche Maatschappij tot bevordering der Geneeskunst, 2009 via knmg.artsennet.nl/Publicaties/KNMGpublicatielevenseinde/61575/KNMGrichtlijn-palliatieve-sedatie-2009.htm

Het juiste antwoord is B: U bespreekt met haar alle aspecten van de vermoeidheid.

Gemiddeld heeft 74% van de patiënten in de palliatieve fase last van vermoeidheid; in de laatste 2 weken voor het overlijden is dit 86%.

Eerst inventariseert u wat de klacht moeheid bij deze patiënte precies inhoudt. Kanker gerelateerde vermoeidheid is een subjectief gevoel van uitputting en kan een grote negatieve invloed hebben op het dagelijks functioneren en de kwaliteit van leven. Vermoeidheid kan zich uiten op zowel lichamelijk vlak (zwakte), cognitief vlak (concentratie en geheugen) als emotioneel vlak (irritatie, emotionaliteit, somberheid).

Soms is een behandelbare oorzaak, zoals anemie. Zeker bij een snelle daling van het Hb kan transfusie overwogen worden. Echter de relatie tussen vermoeidheid en het Hb-gehalte is niet rechtlijnig. Er zijn veel meer oorzaken voor de vermoeidheid bij patiënte aan te wijzen. Ze zal zeker afwijkende leverfuncties hebben, echter die zijn niet behandelbaar. Antwoord A is daarom niet goed.

Bij oorzaken en/of beïnvloedende factoren kan bij patiënte ook gedacht worden aan slaapstoornissen (bijvoorbeeld door benauwdheid door toename buikomvang en/of piekeren en/of angst), pijn, hypercalciëmie, gevolgen van chemotherapie en medicatiebijwerkingen, bijvoorbeeld de opioïden. Daarnaast kan eventuele comorbiditeit als diabetes, COPD van invloed zijn op vermoeidheid.

Antwoorden C en D komen pas in aanmerking na een goede inventarisatie van het symptoom, de gevolgen van de vermoeidheid voor patiënte voor haar dagelijks leven, de emotionele gevolgen en van haar wensen in relatie tot haar klacht.

Behandeling

Beoordeel de ernst van de vermoeidheid en de betekenis voor het dagelijks functioneren met betrekking tot de lichamelijke aspecten (bijvoorbeeld de lichamelijke verzorging, naar toilet gaan), psychische aspecten (bijvoorbeeld boosheid, machteloosheid), sociale aspecten (bijvoorbeeld eenzaamheid, geïsoleerd voelen) en existentiële aspecten (confrontatie met de naderende dood, zin van het lijden). Bij patiënten met een redelijke conditie kan geadviseerd worden gebruik te maken van een dagboek om inzicht te krijgen in het vermoeidheidspatroon.

Geef voorlichting over factoren die van invloed zijn op de vermoeidheid en de (on)mogelijkheden om de vermoeidheid te verlichten. Behandeling zal vooral gericht zijn op het beter omgaan met de beperkte energie.

Maak gevoelens van onmacht of wanhoop bij patiënte en haar naasten bespreekbaar.

Begeleid patiënte en haar naasten bij het vinden van een goede balans tussen rust en activiteit, denk daarbij aan:

- prioriteiten stellen door iedere dag keuzes te maken waaraan de patiënt haar energie wil besteden en, minder belangrijke zaken te delegeren, of hulp te vragen (eventueel inzetten thuiszorg);
- inzetten van hulpmiddelen, zoals looprekje, postoel, douchestoel;
- maatregelen voor een goede nachtrust;
- stimuleren lichaamsbeweging, indien mogelijk: voor patiënte betekent dit bijvoorbeeld een paar keer per dag uit bed te komen, op te zitten;
- afleiding/ontspanning, denk hierbij aan muziek, voorlezen.

Overweeg of er behandelbare oorzaken van de vermoeidheid zijn.

Bij patiënten met een langere prognose:

- Adviseer adequate voeding indien mogelijk, eventueel in overleg met een diëtiste.
- Adviseer de patiënt enkele keren per week te trainen, waarbij de duur en intensiteit van de training afgestemd worden op de conditie van de patiënt. Dit kan eventueel onder begeleiding van een fysiotherapeut.
- Overweeg ondersteunende zorg en ontspanningstherapie(psycholoog, lotgenotencontact).

Medicamenteuze maatregelen

- Corticosteroïden: prednison 1 dd 30 mg po of dexamethason 1 dd 4 mg po in de ochtend i.v.m. slapeloosheid.
- Methylfenidaat 2 dd 5 mg po. Bij onvoldoende effect na twee dagen ophogen naar 2 dd 10 mg po. Doseren in de ochtend en rond de middag (ter voorkoming van slaapproblemen).

Cave ontstaan of toename van onrust/ onrustig gevoel.

Zowel corticosteroïden als methylfenidaat moeten binnen enkele dagen effect hebben. Als dit niet het geval is, stop de medicatie.

Bron

- Richtlijnen, symptomen Vermoeidheid (2.0) IKNL 2010 via www.pallialine.nl.

■ CASUS 24 - ANTWOORD

Het juiste antwoord is A: toevoegen nortriptyline 1 dd 10 mg voor de nacht.

Bij patiënte is sprake van een duidelijke neuropathische component van haar pijn.
De belangrijkste co-analgetica die bij patiënten met kanker worden gebruikt voor de behandeling van neuropathische pijn zijn (tricyclische) antidepressiva en anti-epileptica (zie casus 5). Daarnaast wordt ook gebruik gemaakt van lokale anesthetica en NMDA-receptor-antagonisten.

Van amitriptyline, duloxetine en venlafaxine is een meerwaarde ten opzichte van placebo aangetoond bij de behandeling van gecombineerde (nociceptieve en neuropathische) pijn en bij neuropathische pijn bij patiënten met kanker.
Vooral ouderen zijn zeer gevoelig voor de anticholinerge bijwerkingen van de tricyclische antidepressiva. Daarom heeft Verenso gekozen om nortriptyline te verkiezen als eerste keus, boven amitriptyline, alhoewel hier geen evidentie voor is. Ook in de richtlijn Pijn bij patiënten met kanker wordt de aanbeveling gedaan om bij ouderen liever nortriptyline te geven. De dosering moet langzaam opgebouwd worden. De startdoseringen voor amitriptyline en nortriptyline zijn bij patiënten < 60 jaar 25 mg voor de nacht en bij patiënten ≥ 60 jaar 10 mg voor de nacht. De maximumdosering voor de indicatie neuropathische pijn is 75 mg.
Duloxetine heeft een relatief mild bijwerkingenprofiel. Startdosering 60 mg, maximale dosering 120 mg.
Venlafaxine lijkt alleen effectief bij hogere doseringen en moet langzaam worden opgebouwd in verband met klachten over misselijkheid bij aanvang. Stardosering 1 dd 37,5 mg, effectieve dosering 150-225 mg/dag, maximale dosering 225 mg/dag.

Bron
- Richtlijn Diagnostiek en behandeling van pijn bij patiënten met kanker, 2015.

CASUS 25 - ANTWOORD

Het juiste antwoord is antwoord B: insturen voor splanchnicus- of plexus coeliacusblokkade.

Bij een splanchnicus- of plexus coeliacusblokkade wordt de sympathische innervatie van de bovenbuik doorgenomen. Afhankelijk van op welk niveau de plexus wordt onderbroken spreekt men van een splanchnicusblokkade dan wel een plexus coeliacus blokkade. Er is nog geen duidelijkheid over welke benadering beter is. De belangrijkste bijwerkingen zijn passagère orthostatische hypotensie en diarree. Ernstige complicaties zoals parese en paresthesieën komen in 1% voor, net als hematurie, pneumothorax en schouderpijn. Er zijn case reports van zeer ernstige complicaties, zoals een dwarslaesie.

Bij pijn bij maligniteiten in de bovenbuik wordt in de literatuur beschreven dat een vroege behandeling middels splanchnicus- of plexus coeliacusblokkade met name de opioïdbehoefte doet verminderen. De optimale timing van een dergelijke blokkade is moeilijk, en veel patiënten zullen het gevoel hebben dat de behandeling niet gewerkt heeft wanneer ze alsnog medicatie nodig hebben. Het is belangrijk dat het doel goed wordt uitgelegd (vermindering van de benodigde hoeveelheid medicatie). De behandeling middels een plexus coeliacus- of splanchnicusblokkade kan overwogen worden zodra behandeling met sterke opioïden overwogen wordt. Als de pijn na verloop van tijd weer terug komt kan een dergelijke blokkade herhaald worden.

Aangezien de pijn bij maligniteiten in de bovenbuik vaak een neuropathische component heeft vanwege ingroei in de plexus kan neuropathische medicatie een goede toevoeging zijn om de pijn te verlichten. Als een patiënt behandeling middels een splanchnicus- of plexus coeliacusblokkade weigert, zal de eerstvolgende stap zijn om te starten met een sterk opioïd eventueel in combinatie met neuropathische pijnbehandeling in de vorm van amitriptyline of gabapentine. Ook als een patiënt onvoldoende effect heeft van een blokkade zal deze medicatie geïndiceerd zijn.

Een spinaalkatheter is een goede vorm van pijnstilling in de laatste levensfase. Een spinaalkatheter wordt vaak lumbaal ingebracht en afhankelijk van de verwachte overlevingsduur van de patiënt wordt deze direct naar buiten getunneld, of aangesloten middels een port-a-cath systeem. Bij een langere overlevingsduur kan ervoor gekozen worden een pomp te implanteren. Via de spinaalkatheter kan morfine gegeven worden in combinatie met een lokaal anestheticum. Hierdoor kan pijn vaak goed onder controle gebracht worden. Een spinaalkatheter wordt overwogen als een patiënt met systemische opioïden teveel last heeft van bijwerkingen. Aangezien deze patiënt nog geen sterke opioïden heeft gebruikt, en er nog goede alternatieven zijn voor de pijnbehandeling is een spinaalkatheter nog niet geïndiceerd voor deze patiënt (zie ook casus 35).

Het uitvoeren van een palliatieve gastrectomie lijkt de overleving en de kwaliteit van leven te verbeteren bij patiënten met een maagcarcinoom. Echter, dit is in dit geval al gedaan, en patiënt heeft op dit moment pijn vanwege lokale doorgroei. Waarschijnlijk zal een nieuwe chirurgische interventie nu weinig toevoegen aan de pijnstilling, en een relatief hoog risico op complicaties geven. Derhalve lijkt een terugverwijzing naar de chirurg nu weinig toe te voegen.

Bron
- Diagnostiek en behandeling van pijn bij patiënten met kanker, 2015.

CASUS 26 - ANTWOORD

Het juiste antwoord is B: metoclopramide 3 dd 10 mg.

De prevalentie van hik in de palliatieve fase wordt geschat op 7%. Er zijn vele mogelijke oorzaken voor hik beschreven, zowel gelegen in het maagdarmkanaal, in de thorax, het hoofdhalsgebied, in het centraal zenuwstelsel en/of toxisch/metabool. De meest voorkomende oorzaak in de palliatieve fase is maagdilatatie. Niet-medicamenteuze behandelingen zoals adem inhouden, gorgelen, prikkelen van het zachte gehemelte of de farynx, valsalva manoeuvre, koude applicatie nek etc. hebben bij langdurige hikklachten meestal onvoldoende effect.

Wanneer de oorzaak bekend is zal deze natuurlijk als eerste geattaqueerd moeten worden: protonpompremmer bij oesofagitis, behandeling infectie, dexamethason bij hersentumoren of bij metastasen met oedeemvorming etc.

Wanneer de oorzaak niet bekend is, is het verstandig in de palliatieve fase te starten met een behandeling voor maagdilatatie (meest voorkomende oorzaak): metoclopramide 3 dd 10 mg po of rectaal.

Wanneer dit onvoldoende effect heeft kan gekozen worden uit één van de volgende mogelijkheden:
- baclofen: startdosis 3 dd 5 mg, per 3 dagen te verhogen met 3 dd 5 mg tot maximaal 3 dd 75 mg
- gabapentine: startdosis 3 dd 100 - 300 mg, per 3 dagen te verhogen tot maximaal 3200 mg/dag.

Bron

- Calsina-Berna A, García-Gómez G, González-Barboteo J, Porta-Sales J. Treatment of Chronic Hiccups in Cancer Patients: A Systematic Review. Journal of Palliative Medicine. October 2012, 15(10): 1142-1150.

Het juiste antwoord is B: proefbehandeling met metronidazol.

Bij de behandeling van blaaskrampen is het belangrijk de onderliggende oorzaak te vinden. Veel voorkomende oorzaken in de palliatieve fase zijn: katheter in situ, urineretentie, steriele cystitis als radio- of chemotherapie-effect, prostaathypertrofie bij de man, hematurie met stolselvorming of afsluiting van een ureter, urineweginfecties, tumor ingroei in de blaas, fisteling of druk door tumor groei in het kleine bekken.

Blaaskrampen op basis van fisteling en of ingroei in of druk op de blaas lijkt hier de meest waarschijnlijke optie. Omdat er sprake blijkt te zijn van recidiverende infecties ondanks profylaxe zou fisteling wel eens aan de orde kunnen zijn. Een typische waarneming zou dan pneumaturie kunnen zijn, het uitplassen van lucht. Maar lang niet alle patiënten vertonen dit symptoom en vrouwen merken het vaak niet op. Een proefbehandeling met anaerobe dekking is bij een deel van de patiënten effectief, temeer daar zij ondanks negatieve kweken goed gereageerd had op een behandeling met amoxicilline/clavulaanzuur. Mocht een proefbehandeling aanslaan dan valt te overwegen na 5 dagen metronidazol terug te brengen naar 2 dd 250 mg. Een Candidagroei in de urine wordt vaak gezien, zeker na eerder antibioticagebruik. Het is de vraag of dit ook werkelijk gepaard gaat met een candidacystitis die zelden voorkomt. Ook had patiënte geen klachten van bijvoorbeeld candidavaginitis.

De pijn van patiënte is met haar huidige dosering opioïden goed gestild met betrekking tot haar eerdere onderbuiksklachten op basis van het recidief. Verhoging van de fentanylpleister zou een overdosering kunnen geven. Bovendien kunnen opioïden ook blaaskrampen veroorzaken.

Een spasmolyticum met anticholinerge en/of antimuscarine werking (tolterodine SR, solifenacine, oxybutinine) zou goed kunnen helpen. Dit wordt de keuze als een proefbehandeling met metronidazol niet of onvoldoende zou helpen. Het toevoegen van een NSAID zou een andere optie kunnen zijn. Indien een spasmolyticum of NSAID niet gewenst zijn, zou lokale therapie met blaasspoelingen toegepast kunnen worden: 1 x installatie van 10 ml 2% lidocaïne oplossing + 10 ml 8,4% natriumbicarbonaat of 2 x installatie 20 ml 0,25% bupivacaïne-oplossing gedurende 15 minuten of 20 mg morfine in 20 ml 0,9% NaCl om de 4 uur.

Ten slotte is verwijzing naar de uroloog bij goede prognose zeker te overwegen; deels om aan de diagnostische onzekerheid te ontkomen, maar ook omdat in individuele gevallen voor een andere oplossing gekozen kan worden. Gezien de slechte conditie van patiënte lijkt dit nu niet meer zinvol.

Bronnen

- Richtlijnen, symptomen Diarree (2.0) IKNL 2009 via www.pallialine.nl.
- Twycross R. Palliative care formulary. 5e druk 2014 via: www.palliativedrugs.com

◼ CASUS 28 - ANTWOORD

Het juiste antwoord is B: aanvullende drinkvoeding gericht op wondgenezing.

Drinkvoeding is verkrijgbaar specifiek voor ondersteuning van de behandeling van decubitus. Het is een aanvullende voeding met specifieke samenstelling (vitamines, mineralen, eiwitten en energie) die gericht is op herstel van decubitus.
Druk verminderen door wisselligging of verandering van houding in de stoel blijft natuurlijk belangrijk.
Ook inzetten van hupmiddelen als anti-decubitus matras of kussen dragen bij aan mogelijke wondgenezing.

Bronnen
- Richtlijnen, symptomen Decubitus (2.0) V&VN 2011 via www.pallialine.nl.
- Richtlijnen, symptomen Anorexie en Gewichtsverlies (3.0), IKNL 2014 via www.pallialine.nl.

Het juiste antwoord is B: U pakt direct het morfine onttrekkingssyndroom aan, roteert vervolgens naar morfine parenteraal en continueert de corticosteroïden. Daarnaast geeft u een maaghevel op verdenking van een hoge obstructie en schakelt de thuiszorg in om de partner te ondersteunen. U wacht af wat deze maatregelen opleveren om bij persisterende klachten sedatie te overwegen.

Bij aankomst trof u een angstig, verwarde, transpirerende, trillende man aan met wijde pupillen en veel pijn. De waarschijnlijkheidsdiagnose acute opioïdonttrekking werd bevestigd door het verhaal van langer bestaand braken en uw inspectie van de emmer. De eerste actie is een opioïd (parenteraal) toedienen, waarbij u bij subcutane toediening na ongeveer 15-30 minuten effect mag verwachten. Het kan zijn dat u de injectie na 1-2 uur moet herhalen zeker omdat een pomp niet snel geregeld kan worden.

De oorzaak lijkt een hoge obstructie veroorzaakt door voortgaande druk van de tumor op het duodenum. Vaak ontstaat ook een paralytische ileus of combinaties in het beloop van een pancreascarcinoom, echter is de buik dan opgezet en wordt spaarzame peristaltiek, soms gecombineerd met klinkende peristaltiek, gehoord. Mede omdat dexamethason (tijdelijk) effectief was, wijst dit op een hoge obstructie. Is patiënt nog in goede conditie dan kan een (Wall)stent in het duodenum tijdelijk soelaas bieden. Dit was voor deze patiënt geen optie. Een maaghevel is effectief voor de klachten. In het ziekenhuis kan dan tijdelijk een infuus aangeboden worden om een periode te overbruggen (bijvoorbeeld om nog zaken te regelen). In de thuissituatie levert dit veel praktische bezwaren en het wordt daarom zelden gedaan. Bij afzien van infuus (plus corrigeren van mineralen) is de levensverwachting beperkt en minder dan 14 dagen door dehydratie.

Daarnaast moet u besluiten of er een refractair symptoom bestaat, gepaard gaand met ondraaglijk lijden. Het braken lijkt refractair, echter de overige klachten kunnen mogelijk opgevangen worden en het braken zelf door een maaghevel. Acuut sederen is (nog) niet aangewezen, nog los van het feit dat bij het antwoord A de overige medicatie nog niet vervangen is.

Antwoord D doet dit wel maar gaat te snel uit van een indicatie voor sedatie en geeft ook niet de adequate doseringen voor morfine. Dexamethason 4 mg is voldoende om onttrekking te voorkomen. Levomepromazine kan gekozen worden voor vervanging van de haloperidol en indien gekozen wordt voor sedatie ondersteunt het de werking van midazolam, morfine en heeft een breedspectrum centraal anti-emetisch effect.

Het verschil tussen antwoord B en C is gelegen in de toevoeging van of haloperidol of dexamethason en de dosering van de morfine.

Argumenten voor haloperidol zijn het effect op het braken en de verwardheid bij patiënt. Echter de verwardheid is pas ontstaan door de onttrekking van opioïden en de misselijkheid wordt goed ondervangen door de maaghevel. Ook speelt mee dat haloperidol een lange halfwaardetijd heeft en voorlopig nog werkzaam blijft (3-5 x de halfwaardetijd van 36 uur).

Met dexamethason is het anders gesteld; de biologische effectieve werkzame tijd is wel lang (1-2 dagen) maar dan kan een onttrekking ontstaan met algemene malaise en spierpijnen. Een Addisoncrisis ontstaat alleen als de bijnieren niet meer functioneren en er een duidelijk acute stress bestaat (bijvoorbeeld infectie). Dit middel kan beter gecontinueerd worden en vaak is een 1 x daags dosis van 4 mg voldoende.

Voor de berekening van de noodzakelijke vervangingsdosis voor orale medicatie zie casus 21.

Ten slotte: wat te doen met de amitriptyline die de patiënt eerder kreeg? Je zou je kunnen afvragen welke rol dit middel gehad heeft op de slechte werking van het maagdarmkanaal. Nu het niet meer toegediend kan worden blijkt er ook geen goed alternatief voor amitriptyline parenteraal (met neuropathische pijnstilling). Esketamine wordt bij uitzondering toegepast, maar geeft vaak lokale infiltraten bij subcutane toediening en heeft een ongunstig bijwerkingenprofiel met kans op delier, wat bij reeds bestaande prodromen niet aantrekkelijk is. Ook wordt het thuis meestal niet vergoed. Het sterfscenario bij patiënt lijkt versterven te worden. Bij volledig staken van orale intake van vocht is de levensverwachting nog zeer beperkt. De eliminatie halfwaardetijd van amitriptyline en actieve metabolieten is lang (minimaal 36 uur) wat fors kan toenemen bij afname van lever- en nierfunctie. Het duurt dan 5-10 dagen voor er klinisch onttrekking plaatsvindt. Dit is meestal langer dan de overleving als patiënt door de obstructie geen vocht kan innemen.

Bronnen

- Richtlijnen, symptomen Pijn; Misselijkheid en Braken; Delier; Sedatie via www.pallialine.nl.
- Richtlijn Diagnostiek en behandeling van pijn bij patiënten met kanker, 2015

CASUS 30 - ANTWOORD

Het juiste antwoord is C: start met morfine in de vorm van langwerkende tabletten in combinatie met kortwerkende tabletten.

Dyspneu is het gevoel dat de ademhaling tekortschiet. Het is een subjectief gevoel en er is geen duidelijke relatie tussen de ernst van de klachten en objectieve parameters.
35% van de patiënten met kanker in de palliatieve fase ervaart dyspneuklachten. Bij longkanker komt het zelfs tot 70% voor. Verder komt dyspneu frequent voor bij patiënten met terminaal hartfalen of COPD.

Toediening van zuurstof kan hypoxemie verbeteren. Het wordt dan ook vaak toegepast bij de behandeling van ernstige COPD-patiënten, ter verlenging van de overleving, niet zozeer ter symptoomverlichting. Bij oncologische patiënten dient het toedienen van zuurstof alleen te worden overwogen bij hypoxemie én indien, met zuurstof, de dyspneu ook daadwerkelijk verbetert. Bij de patiënte in deze casus lijkt er geen indicatie voor zuurstof, en kan dit gestopt worden.
Bij patiënten met dyspneu, maar zonder een evidente hypoxemie, resulteert luchtstroom langs de neuspassage al in een verlichting van de dyspneu. Dit kan worden bewerkstelligd door bijvoorbeeld het plaatsen van een ventilator voor het gezicht. Ook liet The Oxygen Trial, een gerandomiseerde trial bij patiënten met refractaire dyspneuklachten in de palliatieve setting zonder hypoxemie, zien dat er geen verschil was tussen het geven van zuurstof en het geven van kamerlucht via een neusbril. Beide behandelingen waren even effectief in het verminderen van de dyspneu.

Bij refractaire dyspneuklachten is het starten van een opioïd de medicamenteuze therapie van keuze. Een fentanylpleister is een vorm van een langwerkend opioïd, maar is geen morfine. Dit middel kan zeker overwogen worden indien het slikken minder goed gaat. Maar er is minder bewijs dat het effectief is in de behandeling van dyspneu.

Volgens de landelijke richtlijn dyspneu van het IKNL is morfine het meest effectieve middel bij de medicamenteuze behandeling van dyspneu.
Om de juiste onderhoudsdosering te berekenen bij het eerst opstarten kan 5-10 mg orale kortwerkende morfine worden gegeven, zo nodig, om de 4 uur. Na 24 uur kan dan de hoeveelheid morfine worden berekend die een patiënt nodig heeft. Deze dosis kan dan vervolgens in langwerkende vorm tweemaal daags worden gegeven. Omdat er doorbraak dyspneuklachten kunnen bestaan ondanks de onderhoudsdosering, is het belangrijk de langwerkende vorm te combineren met kortwerkende morfine (15% of 1/6 van de 24 uurs-dosering). Na enkele dagen kan dan de 24 uurs-behoefte opnieuw worden berekend en zo nodig verhoogd.
Het is belangrijk om bij het starten van morfine altijd een laxans voor te schrijven ter voorkoming van obstipatie.

Omdat er geen sprake is van toename van het pleuravocht heeft het opnieuw evacueren van vocht geen meerwaarde.

Bronnen

- Richtlijnen, symptomen Dyspneu (2.0) IKNL 2010 via www.pallialine.nl.
- LeBlanc et al. Building the palliative care evidence base: Lessons from a randomized controlled trial of oxygen vs. Room air for refractory dyspnea. J Nat Comr Canc Netw. 2014;12 (7):989-992.

CASUS 31 - ANTWOORD

Het juiste antwoord is C: op de afdeling dialyse, door zijn eigen nefroloog.

De klachten die patiënt had van zijn hersentumor worden nu goed behandeld waardoor hij geen klachten meer ondervindt, een medische reden om te stoppen is er niet.

Wanneer stoppen met dialyseren wel aan de orde is, leert de ervaring dit het best besproken kan worden op de dialyseafdeling.

Hoe, wanneer en wie van het multidisciplinaire team dit bespreekt, is afhankelijk van de patiënt. De verpleegkundige kan laagdrempelig spreken over wat voor hem kwaliteit van leven is, hoe hij denkt over stoppen met dialyseren en wat zijn angsten zijn.

Medisch maatschappelijk werk heeft weer andere mogelijkheden omdat die meneer en mevrouw in de thuissituatie kan bezoeken. In de thuissituatie komen soms andere punten naar boven.

De nefroloog heeft bij het starten van dialyse met de patiënt gesproken over reanimatiebeleid, kwaliteit van leven en het eventueel stoppen van de dialyse. Hij kan deze gegevens meenemen in vervolggesprekken.

Belangrijk is het om regelmatig te spreken over kwaliteit van leven en welke rol dialyse hierin heeft. Het is van belang om hier proactief in te zijn (advance care planning). Hierdoor ontstaat een open cultuur waarin alle onderwerpen besproken mogen worden.

In een periodiek MDO kan het individuele zorgplan besproken worden en kunnen activiteiten gepland worden om de kwaliteit van leven in stand te houden of te verbeteren.

■ CASUS 31-VERVOLG - ANTWOORD

Het juiste antwoord is B: in overleg met de neuroloog worden de insulten behandeld. De keuze om te stoppen met dialyse zal opnieuw gewogen worden.

Het multidisciplinaire team gaat in gesprek met de patiënt om na te gaan wat het probleem is. Tijdens het gesprek blijkt dat patiënt wil stoppen omdat hij bang is voor de insulten en niet meer de dingen kan/durft te doen die belangrijk voor hem zijn, zoals fietsen. De nefroloog bespreekt behandeling van de insulten met de neuroloog. Deze raadt aan te starten met levetiracetam en de dosering dexamethason te verdubbelen.

Wanneer patiënt na een week wordt teruggezien heeft hij geen insulten meer gehad. Hierdoor is zijn angst afgenomen en geeft patiënt aan dat hij weer kwaliteit van leven heeft. Hij kan weer de dingen doen die hij belangrijk vindt. De dexamethason kan afgebouwd worden naar de laagst werkzame dosering.

Alle drie de antwoorden zijn mogelijk.

Als een patiënt stopt met de dialyse neemt de nefroloog contact op met de huisarts. Afspraken worden gemaakt over de begeleiding thuis. De huisarts begeleidt patiënt samen met de nefroloog en het multidisplinaire team van de dialyseafdeling. Verder kan het zinvol zijn om het palliatief team in te schakelen voor advies en/of begeleiding.

Middel van eerste keus bij benauwdheid is morfine. Als de benauwdheid ondraaglijk is voor patiënt is GUFFEN een optie. GUFFEN is geïsoleerde ultrafiltratie, de patiënt gaat daarvoor naar het de dialysecentrum. Het is een milde dialysebehandeling waarin alleen vocht wordt onttrokken en geen afvalstoffen. Dit kan eenmalig of vaker. Afhankelijk van de situatie van de patiënt wordt gekeken hoe lang de patiënt moet komen, dit is tussen 1 en 4 uur per behandeling.

Bronnen

- Werb R. Palliative Care in the Treatment of End-Stage Renal Failure. Prim Care Clin Office Pract 2011;38:299–309.
- Hussain JA, et al. Patient and Health Care Professional Decision-Making to Commence and Withdraw from Renal Dialysis: A Systematic Review of Qualitative Research. Clin J Am Soc Nephrol 2015;10: 1201–1215.

Alle antwoorden zijn juist, maar B en C worden sterk aanbevolen.

In de richtlijn staat dat de vraag om palliatieve sedatie om het levenseinde niet meer bewust te willen meemaken, zonder dat er sprake is een refractair symptoom over het algemeen niet beschouwd wordt als een aanvaardbare indicatie. Echter, alhoewel er geen duidelijke somatische klachten zijn, kan er wel sprake zijn van existentieel lijden dat refractair is. Existentieel lijden kan bestaan uit zingevingsproblematiek, angst, existentiële nood, een gevoel van ontluistering of psychosociale problematiek. Hierbij is ook vaak sprake van een combinatie met somatische problematiek. Als er sprake is van existentieel lijden als indicatie voor palliatieve sedatie dient ook aan de voorwaarden van refractairiteit te zijn voldaan (naast de verwachte levensduur van minder dan 2 weken).

De richtlijn zegt hierover:

'Ook lichamelijke uitputting kan een aanzienlijke rol spelen en bijdragen aan de beslissing tot palliatieve sedatie. Dit zeer relevante symptoom kan bijdragen tot ernstig lijden en is moeilijk te bestrijden. Het heeft directe effecten op de draagkracht van een patiënt.

Existentieel lijden kan onderdeel uitmaken van refractaire symptomen die leiden tot ondraaglijk lijden van de patiënt. Het existentiële lijden valt niet meer te verlichten met bijvoorbeeld communicatie of spirituele ondersteuning. Het gaat hierbij vaak om patiënten die al veel achter de rug hebben, die als het ware naar continue sedatie zijn toegegroeid. Deze patiënten zijn vaak ernstig ziek, verzwakt en hebben vaak diverse, vaak ernstige lichamelijke klachten. Patiënten ervaren zinloosheid en leegheid van het bestaan en dit existentieel lijden kan aanleiding geven tot ondraaglijk lijden. Daarmee kan deze klacht een refractair symptoom zijn.'

In bovenstaande casus wordt existentieel lijden (te heftig) ontkend. Een geestelijk verzorger zou ondersteuning kunnen bieden om meer inzicht te krijgen in mogelijke onderliggende zingevings- en levensvragen. Hieruit zou kunnen volgen dat er wel sprake is van refractair existentieel lijden en daarmee een indicatie voor palliatieve sedatie.

Dit is een uitzonderlijke en moeilijke casus waarbij de expertise van een palliatief consulent (met zijn /haar team) hulp en steun kan bieden. Raadpleging in deze is sterk aan te bevelen.

Bronnen

- Richtlijn Palliatieve sedatie, Koninklijke Nederlandsche Maatschappij tot bevordering der Geneeskunst, 2009 via: knmg.artsennet.nl/Publicaties/KNMGpublicatie-levenseinde/61575/ KNMGrichtlijn-palliatieve-sedatie-2009.htm

CASUS 33 - ANTWOORD

Het juiste antwoord is C: hypercalciëmie.

De combinatie van deze algemene klachten kunnen wijzen op verminderde passage. Echter, een mechanische oorzaak zou in principe verhoogde peristaltiek moeten geven. Het beeld zou ook bij opioïd-gerelateerde bijwerkingen kunnen passen, maar bij een lage dosering en zonder pupilvernauwing, is dit minder waarschijnlijk. De afwezigheid van neurologische afwijkingen maken hersenmetastasen ook wat minder aannemelijk. Van belang is, dat hoewel geen van de mogelijkheden uitgesloten zijn bij deze patiënte, er in deze setting altijd hypercalciëmie overwogen moet worden. De combinatie misselijkheid, obstipatie, dehydratie, verminderde oriëntatie en skeletpijn in combinatie met de onderliggende maligniteit met (maar ook wel zonder!) skeletmetastasering, moet reden zijn eerst het calcium te bepalen, alvorens verder onderzoek gedaan wordt.

Hypercalciëmie bij maligniteit kan verschillende oorzaken hebben. De meest voorkomende zijn humorale hypercalciëmie bij maligniteit (meestal door PTH related protein) en lysis bij skeletmetastasen. De (mate van) humorale hypercalciëmie is geassocieerd met een kortere overleving. Minder vaak is er productie van 1,25-dihydroxyvitamine D of ectopische PTH productie.
Bij deze patiënte met een RCC is de humorale variant meestal de oorzaak. Bij een normale nierfunctie is dan het fosfaat verlaagd en het PTH gehalte normaal tot verlaagd.

De hoeksteen van de behandeling van hypercalciëmie is vochttoediening. Door de hypercalciëmie kan de nier niet goed concentreren en ontstaat dehydratie. Afhankelijk van de hoogte van het (gecorrigeerde) calcium worden bisfosfonaten (APD) toegediend. Soms kan furosemide van toegevoegde waarde zijn vanwege de hogere calciurese door furosemide. Vanzelfsprekend dient de onderliggende ziekte behandeld te worden, maar dat zou in dit geval tweedelijnsbehandeling betreffen met een lage kans op en lange duur tot respons.
Corticosteroïden zijn vaak niet werkzaam, tenzij er sprake is van een onderliggende lymfoproliferatieve ziekte (non-hodgkinlymfoom, multipel myeloom).
Subcutaan calcitonine kan in refractaire gevallen worden overwogen.

Bronnen
- Richtlijnen, symptomen Hypercalciëmie (2.0) IKNL 2010 via www.pallialine.nl.
- Pecherstorfer et al. J Clin Endocrinol Metab 1994;78:1268.

Het juiste antwoord is E: benen zwachtelen met korte rekzwachtel in combinatie met manuele lymfedrainage, vervolgens zo snel mogelijk starten met systemische therapie.

Er lijkt sprake te zijn van oedeem bij verhoogde CVD ten gevolge van decompensatio cordis rechts en tevens lymfoedeem linkerbeen bij obstructie door een kliermassa.

Voor het bestrijden van het 'aandeel' lymfoedeem links lijkt radiotherapie in eerste instantie geen slechte keuze vanwege de vaak goede en redelijk snelle respons bij obstructie door kliermassa's. Er is echter sprake van een hoger stadium van de ziekte, waarbij systemische behandeling standaard is. Bovendien is er sprake van decompensatio cordis rechts en zal het oedeem ten gevolge daarvan niet reageren. Voor furosemide is in deze situatie geen indicatie; weinig kans op effectiviteit en grote kans op dehydratie en hypotensie.

De hoeksteen van de bestrijding van dit probleem is het behandelen van het non-hodgkinlymfoom middels systemische chemo-immunotherapie met een hoge kans op en snelheid van respons, alsmede een behoorlijke kans op genezing. Vanwege het mogelijk langer bestaande probleem van combinatie van oedeem en lymfoedeem in het linker been is een lokale behandeling conform antwoord E eveneens geïndiceerd. Het probleem kan bovendien persisteren na genezing, zoals bijvoorbeeld ook na curatieve klierchirurgie en radiotherapie bij mammacarcinoom.

De conservatieve behandeling van lymfoedeem omvat compressietherapie, manuele lymfedrainage (MLD) en/of eventuele pneumatische compressietherapie, oefentherapie/bewegingtherapie gericht op risico- en gewichtsreductie, huidzorg en behandeling van bijkomende problemen. Ofschoon deze modaliteiten als standaard worden beschouwd, zijn er slechts weinig RCT's met als primaire uitkomstmaat volumereductie verricht, zodat de bewijskracht beperkt blijft. Compressietherapie met therapeutische elastische kousen (TEK) is een effectieve manier om volumeverschilreductie te behouden en progressie te voorkomen. Toevoeging van MLD kan een bijdrage aan het volumeverschil geven, maar geeft geen symptoomvermindering. Toevoeging van kracht-, oefen- en bewegingstherapie leidt zowel tot minder exacerbaties van lymfoedeem als tot minder klachten en een betere kwaliteit van leven bij patiënten met borstkanker. Deze interventies leiden tot minder armzwakte en daardoor minder kans op lichamelijk en geestelijk disfunctioneren. Risicofactoren omvatten overgewicht, weinig lichaamsbeweging, uitgebreidere klierchirurgie en aanvullende chemo- en of radiotherapie. Reductie van risicofactoren, indien mogelijk, beperkt de incidentie en ernst. Chirurgische excisie (bij onvoldoende resultaat van conservatieve behandeling) van door chronisch lymfoedeem veroorzaakt fibrosclerotisch bindweefsel, overtollig vetweefsel en overtollige huid lijkt gepaard te gaan met minder symptomen, beter cosmetisch resultaat en betere kwaliteit van leven.

Bronnen

- Richtlijnen, symptomen Lymfoedeem (1.0) IKNL 2014 via www.pallialine.nl.
- Lee et al. Analysis of factors related to arm weakness in patients with breast cancer-related lymphedema Support Care Cancer 2015;23:2297-2304.

■ CASUS 35 - ANTWOORD

Het goede antwoord is antwoord C: U verwijst naar de pijnbehandelaar voor een spinaalkatheter.

U heeft een patiënt die al uitgebreid behandeld wordt voor de pijnklachten bij haar pancreaskopcarcinoom. De plexus coeliacusblokkade had bij deze patiënt onvoldoende effect. Hiernaast is er sprake van een tweede focus voor de pijn. Mocht u de pijn in de buik goed behandeld hebben, dan zal patiënte alsnog last houden van pijn in het been. Derhalve is het uitvoeren van een splanchnicusblokkade geen goede optie. Ook een nieuwe opioïdrotatie zal waarschijnlijk niet heel veel verbetering brengen. U zou kunnen overwegen om de dosering methadon op te hogen, maar dit gaat waarschijnlijk gepaard met onacceptabele sufheid, ook wanneer u methylfenidaat toevoegt.

Aangezien er nog een redelijke behandeloptie is voor de pijn middels een spinaalkatheter is euthanasie nog niet aan de orde.

Behandeling middels een spinaalkatheter kan leiden tot een belangrijke verbetering van de pijn, en tot een reductie van de bijwerkingen van de opioïden. Door het opvoeren van een katheter in de spinale ruimte kan er lokaal morfine en bupivacaïne (lokaal anestheticum) gegeven worden waardoor de pijn in de buik en het been beide goed verholpen kunnen worden. De hoeveelheid morfine die spinaal toegediend wordt is vele malen lager dan de hoeveelheid orale morfine (1:300), hierdoor zijn de bijwerkingen vaak minder.

Belangrijke bijwerkingen van deze behandeling is dat een patiënt spierzwakte kan krijgen door de toevoeging van het lokaal anestheticum. Dit dient in overleg met de patiënt getitreerd te worden tot er een goede balans is tussen pijnstilling en eventuele motorische zwakte. Patiënten kunnen last krijgen van een retentieblaas en incontinentie voor urine en feces. Na het plaatsen van de katheter kan een patiënt last hebben van postpunctionele hoofdpijn. Andere problemen zijn het ontwikkelen van granulomen bij de tip van de katheter, wat myelumschade tot gevolg kan hebben en het ontstaan van perifeer oedeem. Een ernstige complicatie is het ontstaan van een hematoom waardoor er een dwarslaesie kan ontstaan, dit komt zelden voor. Ook kan er een infectie ontstaan, wat kan leiden tot een meningitis.

Als er in overleg met patiënte gekozen wordt voor het plaatsen van een spinaalkatheter dan zal zij zeker enkele dagen in het ziekenhuis worden opgenomen om haar goed medicamenteus in te stellen. Hierna zal zij met thuiszorg weer naar huis kunnen. Afhankelijk van de verwachte overlevingsduur kan er gekozen worden om een geheel implanteerbaar systeem te plaatsen. Als de verwachte overlevingsduur minder dan 3 maanden is wordt een implanteerbaar systeem niet aangeraden. Dan zal de spinaalkatheter getunneld worden en bij de flank naar buiten worden geleid, of aangesloten worden middels een port-a-cath systeem. Via een pomp zal continue medicatie gegeven worden, en kan patiënt eventueel een extra bolus vragen als er onvoldoende effect is van de medicatie.

Bronnen
- Richtlijn Diagnostiek en behandeling van pijn bij patiënten met kanker, 2015.
- Timothy R, Deer, MD, et al. Polyanalgesic Consensus Conference 2012: Recommendations for the management of pain by intrathecal(intraspinal) drug delivery: report of an interdisciplinary expert panel.: Neuromodulation 2012;15:436-466.

Het juiste antwoord is B: U start met oxybutynine 3 dd 2,5 mg.
Eventueel kan ook A: U start met dexamethason 1 dd 8 mg, overwogen worden.

De oorzaken van gegeneraliseerde hyperhydrosis (overmatig transpireren) zijn uiteenlopend. Zo kan het bij bepaalde ziekten voorkomen als paraneoplastisch verschijnsel of therapiegerelateerd zijn. Te denken valt dan aan chemische of chirurgische castratie. Ook infecties en angst zijn mogelijke oorzaken. Er zijn meerdere medicamenten die als bijwerking hyperhydrosis tot gevolg kunnen hebben, zoals opioïden en antidepressiva. Maar ook onttrekkingsverschijnselen van opioïden, steroïden, alcohol en drugs kunnen tot overmatig transpireren leiden.

In de beschreven casus lijkt het te gaan om een paraneoplastisch symptoom. De niet-medicamenteuze behandelmogelijkheden bleken niet effectief te zijn. Dan is de eerste keus om te starten met een middel met anticholinerge werking, zoals biperideen 1 dd 2-8 mg, dexetimide 1 dd 0,5-1 mg, oxybutynine 3 dd 2,5-5 mg, een scopolaminepleister om de 3 dagen of scopolaminebutyl 40-120 mg/24 uur sc. Andere middelen die effectief kunnen zijn, zijn thalidomide 1 dd 100 mg, cimetidine 2 dd 400-800 mg en dexamethason 1 dd 4-8 mg. Als het gaat om overmatig transpireren als paraneoplastisch verschijnsel lijkt het pathofysiologisch gezien zinvol om een middel te kiezen met anti-inflammatoire effecten. Thalidomide heeft wel bewezen effect op nachtzweten, maar wordt voor deze indicatie niet vergoed en heeft als bijwerking polyneuropathie. Dexamethason wordt in de praktijk wel gebruikt voor deze indicatie, hoewel er geen onderzoek naar is verricht en het gebruik is gebaseerd op ervaring en casuïstiek.

Bron
- Richtlijnen, symptomen Zweten (1.0) IKNL 2008 via www.pallialine.nl

■ CASUS 37 - ANTWOORD

Het juiste antwoord is C: adequate mondzorg, kauwgom en eventueel een speekselsubstituut naar behoefte.

Xerostomie is de subjectieve ervaring van een droge mond en kan geassocieerd zijn met afgenomen speekselproductie.

Afname van de speekselproductie verhoogt het risico op (Candida)infecties, cariës, veranderde smaak en slikproblemen.

Het is een veelvoorkomende klacht bij patiënten met kanker in een gevorderd stadium en komt bij tot 77% van de patiënten in het hospice voor.

De normale speekselproductie varieert van mens tot mens van 0,008 tot 1,85 ml/min. Patiënten krijgen last van een droge mond wanneer hun speekselproductie afneemt tot 40-50% van hun basale speekselproductie.

Er zijn vele oorzaken voor het ontstaan van een droge mond: naast algemene oorzaken als slapen met open mond en dehydratie en naast bijkomende ziekten als de ziekte van Sjögren en diabetes mellitus, zijn de belangrijkste oorzaken in de palliatieve fase: medicamenten (opioïden, anticholinergica, NSAID's, anxiolytica, anti-epileptica, diuretica, ACE-remmers, protonpompremmers, spierrelaxantia, sommige chemotherapeutica) en chirurgie en radiotherapie van de speekselklieren.

Symptomatische therapie kan lokaal of systemisch worden gegeven, beiden gericht op het verhogen van de speekselproductie. Een patiënt kan worden geadviseerd kauwgom te kauwen of zure snoepjes te eten. Over-the-counter zijn een aantal mondwaters en spoelingen te verkrijgen die meestal hyperosmolair zijn ten opzichte van plasma en zo beogen de mucosa vochtig te houden. Van speekselsubstituten is een meerwaarde aangetoond bij patiënten met de ziekte van Sjögren en na radiotherapie. Het effect is echter maar kortdurend. Als systemische therapie heeft met name pilocarpine bewezen effectief te zijn bij droge mond post-radiotherapie en bij de ziekte van Sjögren. De begindosering is 2-3 dd 5 mg, de maximale dosering is 30 mg/24 uur. Bijwerkingen zijn vooral hoofdpijn, transpireren en frequente mictie.

Bij deze patiënte zal met name de medicatie (opioïden en anticholinergica) de droge mond veroorzaken. Verlagen van de pijnmedicatie is geen optie. Goede uitleg, adequate mondverzorging, kauwgom, ijsblokjes, zuurtjes enzovoort kunnen haar klachten verlichten. Naar behoefte kan een speekselsubstituut toegevoegd worden.

Bronnen
- Thelin WR, Brennan MT, et al. The oral mucosa as a therapeutic target for xerostomia. Oral diseases, 2008;14:683-9.
- Hanchanale S, et al. Systematic literature review: xerostomia in advanced cancer patients. Support Care Cancer (2015) 23: 881-888.

Het juiste antwoord is D: U start met een buprenorfine pleister 17,5 µg/uur.

Jeuk door systemische aandoeningen en neurologische jeuk ontstaan meestal door te hoge opioïderge tonus of gebrek aan centrale, serotoninerge remming. Dit is de basis voor het gebruik van opioïdantagonisten zoals naloxon of naltrexon en ook buprenorfine, naast de serotonine-antagonisten. Volgens de richtlijn van Pallialine wordt bij jeuk door cholestase als eerste overwogen om te starten met naltrexon 1 dd 12,5 mg, eventueel op te hogen naar 3 dd 50 mg (na voorbehandeling met naloxon wegens mogelijke onthoudingsverschijnselen bij de start ervan). Andere mogelijkheden zijn paroxetine 1 dd 20 mg via oplaadschema wegens mogelijke misselijkheidsklachten, buprenorfinepleister 17,5 of 35 µg/uur en ondansetron. Van ondansetron zijn de resultaten bij jeuk door cholestase zeer wisselend en daarmee niet de eerste keus. Er is de laatste jaren meer ervaring opgedaan met buprenorfinepleisters. Buprenorfine is een semisynthetische partiële opioïd-agonist die zich aan µ- en κ- receptoren in de hersenen bindt, met agonistische werking op de µ-receptor en antagonistische werking op de κ-receptor. Het voorkomt binding met de endogene opioïden. Het is belangrijk om je te realiseren dat het effect van opioïd-agonisten erdoor kan worden verminderd. Cimetidine wordt met name gebruikt bij jeuk ten gevolge van de M. Hodgkin en colestyramine werkt niet bij volledige afsluiting van de galwegen en wordt bovendien door de smaak nauwelijks gebruikt in de palliatieve setting.

Bronnen
- Rrichtlijnen symptomen Jeuk (2.0) IKNL 2010via www.pallialine.nl.
- www.farmacotherapeutischkompas.nl

■ CASUS 39 - ANTWOORD

Het juiste antwoord is A: overleg met oncoloog (behandelteam) en consult uroloog.

Het is belangrijk te beseffen dat rode verkleuring van de urine niet per se hematurie hoeft te betekenen. Naast de bekende voedingsmiddelen (bietjes, rabarber) kunnen ook bepaalde cytostatica (adriamycine, daunorubicine en andere anthracyclines) of andere medicamenten (onder andere sennosiden, flutamide en nitrofurantoïne) een rode verkleuring van de urine geven. In deze casus speelt dit niet, doch is er sprake van bewezen hematurie met Hb-daling. Een urineweginfectie lijkt zeer onwaarschijnlijk en er zijn ook geen aanwijzingen voor een stollingsstoornis. Deze zou medicamenteus (coumarinederivaten, LMWH's, trombocytenaggregatieremmers) veroorzaakt kunnen zijn. Echter geen van deze middelen wordt door patiënt gebruikt. Ook trombocytopenie (bij beenmergdepressie c.q. invasie) of leverfalen (bij massale levermetastasering of obstructie van de galwegen) of zeldzaam HUS kan aanleiding geven tot hematurie. Ten slotte bestaat er de mogelijkheid van een lokaal recidief tumor met ingroei in de blaas, maar is minder waarschijnlijk na recente operatie. Ook primaire aandoeningen van de blaas (poliepen, stenen) of problemen van de hogere urinewegen kunnen een rol spelen. De meest waarschijnlijke verklaring hier lijkt echter een bestralingscystitis. Dit kan vroeg en laat optreden na de radiotherapie.

De patiënt is bang dat zijn einde gekomen is en wegens de vermoeidheid bij anemie ook bedlegerig geworden. Bij een terminaal stadium kan wegens heftige angst een benzodiazepine voorgeschreven worden, maar is op de eerste plaats een goed gesprek noodzakelijk. Het is de kunst om als huisarts door de angst van patiënt en familie heen te kijken en te beoordelen of er werkelijk sprake is van een terminaal stadium en of nog behandelbare oorzaken spelen. Daarvoor is een goed contact met de oncoloog en behandelteam voorwaardelijk en zal men niet alleen op brieven moeten varen die geschreven zijn door deelspecialismen. Wat is precies gezien bij de laatste operatie; wat zijn de vooruitzichten (voorwaarden) op aanvullende resectie van de resterende levermetastasen op langere termijn (en wat betekent dat voor de prognose) en het meest belangrijk is wat is het behandelplan geweest voor deze complicatie, de voorwaarden om dit uit te voeren, welke nadelen heeft het en waar zou het toe moeten leiden. Kortom wat is de medisch professionele mening van het oncologisch behandelteam.

De uitkomst van het overleg was in dit geval dat insturen voor nadere diagnostiek zeker zinvol zou kunnen zijn, omdat volgens de mening van de oncoloog patiënt nog niet terminaal was. Een symptomatische behandeling van de hematurie en de anemie (middels bloedtransfusie) is sowieso aangewezen. Behandeling met tranexaminezuur is uit den boze, aangezien hiermee stolselvorming wordt geïnduceerd wat weer veel klachten van pijn en blaasspasmen kan opleveren. De behandeling van een bestralingscystitis is het toedienen van spoelingen met aluin of formaline door de uroloog na uitsluiting van andere oorzaken, met eventueel epidurale pijnstilling tijdens de procedure. In zeer ernstige gevallen kan lasercoagulatie een uitkomst bieden.

Na klinische evaluatie bleek er inderdaad sprake van een bestralingscystitis. Patiënt knapte goed op na bloedtransfusie en lokale behandeling. Hij vervolgt nu zijn behandelplan met chemotherapie en mogelijk zit er nog kans op een resectie van de resterende levermetastasen in de toekomst in bij voldoende uitgroei van de resterende leverkwab.

Bronnen

- Richtlijnen, symptomen Uroginitale problemen (2.0) IKNL 2010 via www.pallialine.nl.
- Berger A, et al. Principles and Practice of Palliative care and supportive oncology, 4th ed. Philadelphia: Lippincott Williams And Wilkins; 2013, hoofdstuk 33.

■ CASUS 40 - ANTWOORD

Het juiste antwoord is D: U stopt alle medicatie op verdenking van een iatrogene intoxicatie met uitzondering van opioïden en laxantia. U regelt een acute interventie opname voor nadere analyse van het delier en begeleiding bij detoxificatie.

Ongeveer 20% van alle ziekenhuisopnames zijn het directe gevolg van, of hangen samen met, complicaties of medicatie interactie. In de palliatieve fase is dit niet goed onderzocht, maar delier is wel een van de frequentst voorkomende problemen en heeft dan altijd een grote impact op patiënt en zijn familie. Delier (geagiteerde en stille vorm) komt tot 85% voor in de palliatieve en terminale fase en is een van de belangrijkste refractaire symptomen die leidt tot palliatieve sedatie in de eindfase. Daarnaast zijn misselijkheid, braken en obstipatie een zeer vaak voorkomend probleem in het palliatief traject.

Polyfarmacie is een veel voorkomend probleem in de laatste fase van het leven. De klachten stapelen zich geleidelijk op en de arts die het ziektebeeld begeleidt zoekt interventies om de klachten te verminderen. Meestal worden middelen in combinatie voorgeschreven of stapsgewijs uitgebreid, maar zelden gestopt. Veel gebruikte middelen hebben een anti-muscarine of anticholinerge werking; een centraal dempende/ontregelende of cognitie beïnvloedende werking; een effect op de tractus digestivus/emetogene werking of geven anorexie en ten slotte beïnvloeden veel middelen de lever- of nierfunctie; versterken (of verminderen) elkaar in werking, beïnvloeden elkaar op toxicologisch gebied of elkaars klaring. Ondanks bestaande veiligheidssystemen slippen er combinaties doorheen die problemen kunnen geven.

In de terminale fase kunnen de lever- en nierfuncties verslechteren. Zeker is dat in de laatste fase de patiënt(e) een slechte intake heeft en dat er een pre-renale nierfunctiestoornis zal ontstaan. Stoffen (of afbraakproducten) die renaal geklaard worden zullen dan zeker stijgen. De halfwaardetijd van morfine kan zo tot 40 x verlengd worden in de eindfase. Het is dan ook de vraag of opioïden die afhankelijk zijn van deze route niet in de eindfase gemeden zouden moeten worden. Daarnaast zien we altijd het albuminegehalte dalen, vaak worden waarden beneden de 15 gram per liter gevonden. De derde ruimte kan toenemen door ascites, pleuravocht of gegeneraliseerd oedeem en vaak zien we afname van spiermassa en ook van vetweefsel bij personen die cachectisch worden. Dit heeft voor verschillende stoffen een verschillend effect op de klaring. Stoffen met een hoge vetopslag of binding aan het albumine(eiwit) zien de verdelings-ruimte fors dalen met hogere piek waarden tot gevolg en snellere klaring. Stoffen die vooral in het vrije water stapelen kunnen mogelijk een lagere piekwaarde laten zien maar ook een vertraagde klaring. Stoffen die afhankelijk zijn van afbraak in de lever kunnen plotseling stijgen als de lever decompenseert in de eindfase, maar soms ook veel eerder als uitscheiding met de gal de belangrijkste weg is en patiënt(e) icterisch wordt. De verandering in klaring heeft zijn implicaties voor het doserings-interval, de dosering zelf en de hoogte van de steady state. De normale voorschriften zijn geënt op de normwaarden uit de bevolking (of gezonde vrijwilligers), niet op deze situatie. De balans tussen werking en bijwerking is mede gestoeld op de verhouding tussen piek-, dal waarde en steady state. Van veel stoffen is onbekend hoe dit uitpakt in de terminale fase en of dit de number needed to harm versus number needed to treat niet ongunstig beïnvloedt. Wel is het duidelijk dat cognitieve functies, werking van het maag-darmkanaal en vermoeidheid een grote rol speelt in de laatste fase. Het aandeel van medicatie hierin en dus wat iatrogeen bepaalt is blijft vooralsnog onbekend.

Actief opstellen in vermindering of saneren van medicatie kan lonen zoals onderzoeken in andere fragiele bevolkingsgroepen ons leren. Juist een open geest om palliatieve zorg te beschouwen als een normale zorg behorend tot het pakket van ieder arts, waarbij complicatieregistratie, effectiviteit, doelmatigheid en kwaliteit van zorgmetingen niet mogen ontbreken, zou de behandeling kunnen tillen boven het niveau van de goed bedoelende pionier en brengen naar het niveau van de reguliere zorg. Mogelijk dat volume van zorg ook in de palliatieve fase een rol blijkt te spelen in de kwaliteit.

De totale dosis aan centraal anticholinerg werkende middelen (bijwerking gastro-intestinale stoornissen, mictiestoornissen, cognitieve stoornissen en delier), middelen met een antidopaminerge werking (initiatiefverlies, extrapiramidale stoornissen, delier) en medicatie die op andere wijze invloed heeft op cognitief functioneren en storende werking had op de functie van de tractus digestivus van patiënte was groot. (fentanyl; oxycodon; amitriptyline; oxybutynine; macrogol/elektrolyten; metoclopramide; ondansetron; haloperidol; diclofenac en omeprazol). Meerdere van deze middelen beïnvloeden elkaar bovendien bij de metabolisatie in de lever. Toevoeging van de fluconazol heeft het reeds precaire evenwicht waarschijnlijk doen kantelen omdat het een belangrijke remmer van het CYP450 systeem is, waardoor extra stapeling optrad. Geen van deze middelen is ooit in combinatie getest noch individueel voor deze doeleinden bij de kwetsbare groep patiënten in palliatieve fase op veiligheid en effectiviteit. Veel patiënten in palliatieve zorg krijgen vergelijkbare combinaties en vertonen gelijkaardige problemen. De essentiële lijst van medicamenten in de palliatieve fase volgens de WHO vertonen merendeels dezelfde bijwerkingen.

De huisarts had gekozen voor A in overleg met de consulent palliatieve zorg. Hierop is de situatie thuis zodanig ontregeld, dat de partner volledig decompenseerde en een acute opname noodzakelijk werd. De wereld zou vergaan volgens patiënte en haar man wilde haar vergiftigen. Daarnaast bleef defecatie uit en werd zij incontinent voor urine.

Bij opname vertoonde patiënte extrapiramidale stoornissen, met vlakke mimiek en hoge angstscore en declameerde een niet te stoppen woordenbrij. Een buikoverzicht liet een atoon colon zien, een wijde lege ampulla recti maar geen impactie. Alle medicatie werd gestaakt en de fentanyl gehalveerd. Een overloopblaas werd behandeld met een tijdelijke katheter. Patiënt kreeg een lage dosis van een lang werkend benzodiazepine (lorazepam 1 mg voor de nacht) om de angst te dempen. Er bleken geen tekenen van hypercalciëmie of neurologische uitval. Bewust is afgezien van diagnostiek met CT of MRI (wegens de angst) evenals een proefbehandeling met corticosteroïden om verergering van de agitatie te voorkomen. Na enkele dagen laxeren kwam de defecatie op gang. Zonder alle bijkomende medicatie normaliseerde de mictie. Bij de intensieve begeleiding tijdens detoxificatie bleek patiënte precies aan te kunnen geven wat er gebeurd was. Na de verhoging van metoclopramide voelde zij zich losgesneden van de werkelijkheid (centraal antidopaminerge werking). Na iedere volgende stap in medicatie namen de problemen toe met als belangrijke breekpunten en toename van problematiek bij de start van de schimmelinfectie in de mond. Zij is na 2 weken ontslagen en heeft nog 3 maanden geleefd, compos mentis, zonder recidief delier, angstpsychose, depressie of paranoia.

Bronnen

- Richtlijnen, symptomen, Delier (2.0) IKNL 2005 via www.pallialine.nl
- Velden, LF van der, Francke, AL, et al Dying from cancer or other chronic diseases in the Netherlands: ten-year trends derived from death certificate data 2009, BMC Palliat Care 8:4.
- Ruijs, CDM, Kerkhof, AJFM, et al. Symptoms, Unbearability and the Nature of Suffering in Terminal Cancer Patients Dying at home 2013, BMC Fam. Pract. 14(201).
- Verhagen CAHHVM, Niezink AGH, et al. (2008). Off-Label Use of Drugs in Pain Medicine and Palliative Care: An Algorithm for the Assessment of its Safe and Legal Prescription. Pain Practice 8 (3) , 157–163.
- Elseviers MM, Vander Stichele RR, et al. Drug utilization in Belgian nursing homes: impact of residents and institutional characteristics. Pharmacoepidemiol Drug Saf. 2010, 19(10):1041-8.
- Currow D C, Stevenson JP, et al. (2007). Prescribing in palliative care as Death approaches. J Am Geriatr Soc. , 55(4):590-5.
- De Lima L. International Association for Hospice and Palliative Care list of essential medicines for palliative care. Ann Oncol. 2007, 18(2):395-9.
- Garfinkel D, Zur-Gil S, et al. (2007). The war against polypharmacy: a new cost-effective geriatric-palliative approach for improving drug therapy in disabled elderly people. Isr Med Assoc J. 2007, 9(6):430-4.
- Morgan NA, Rowett ID, Currow DC. Analysis of drug interactions at the end of life. BMI Supportive & Palliative Care 2015, 5:281-286.

VERKLARING AFKORTINGEN

a.n.	ante nocte	voor de nacht
dd	de die	maal daags
mg		milligram
µg		microgram
po	per os	oraal
iv		intraveneus
sc		subcutaan
NRS		Numeric Rating Scale

Printed in the United States
By Bookmasters

Printed in the United States
By Bookmasters